栄養科学シリーズ NEXT
Nutrition, Exercise, Rest

食べ物と健康，食品と衛生
食品衛生学
第4版

植木幸英・野村秀一／編

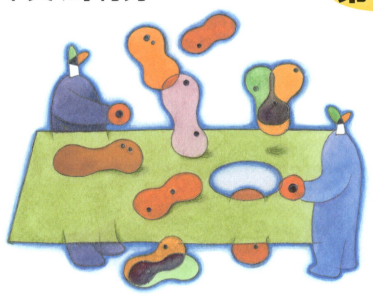

講談社

シリーズ総編集

木戸　康博　京都府立大学 名誉教授
宮本　賢一　龍谷大学農学部食品栄養学科 教授

シリーズ編集委員

河田　光博　京都府立医科大学 名誉教授
桑波田雅士　京都府立大学大学院生命環境科学研究科 教授
郡　　俊之　甲南女子大学医療栄養学部医療栄養学科 教授
塚原　丘美　名古屋学芸大学管理栄養学部管理栄養学科 教授
渡邊　浩幸　高知県立大学健康栄養学部健康栄養学科 教授

編者・執筆者一覧

植木　幸英＊　聖徳大学 名誉教授（2, 4.4B, 4.8）
大迫　泰広　服部栄養専門学校 講師（4.9, 4.10）
岡　真優子　京都府立大学大学院生命環境科学研究科 准教授（4.4C-a〜c, e, 4.12）
岡崎　貴世　四国大学生活科学部健康栄養学科 教授（6.1）
岡崎　　眞　畿央大学健康科学研究所 客員研究員，名誉教授（4.1〜4.3）
川合　清洋　秋田栄養短期大学栄養学科 教授（4.4E, 4.4F）
川添　禎浩　京都女子大学家政学部食物栄養学科 教授（5.6〜5.10）
川元　達彦　元兵庫県立健康科学研究所健康科学部 研究主幹（5.1〜5.5, 9.2, 付録2）
小木曽加奈　長野県立大学健康発達学部食健康学科 准教授（3）
小松﨑典子　聖徳大学人間栄養学部人間栄養学科 准教授（2, 4.4B, 4.8）
田中　紀子　神戸女子大学 名誉教授（4.4A, 4.4C-d, 4.4C-f）
中山　和子　元高知学園短期大学生活科学学科 教授（6.2）
野村　秀一＊　長崎国際大学健康管理学部健康栄養学科 教授（1, 4.4A, 4.4C-d, 4.4C-f, 4.4D, 4.5〜4.7, 4.11, 7, 9.1, 9.3, 付録1）
宮田　富弘　川崎医療福祉大学医療技術学部臨床栄養学科 教授（8）

（五十音順，＊印は編者，かっこ内は担当章・節・項）

第4版 まえがき

　栄養科学シリーズNEXT『食品衛生学』は1999年に初版が，2004年に改訂第2版が，2011年に第3版が刊行され，これまでに多くの管理栄養士・栄養士，食品衛生監視員，食品衛生管理者を養成する大学，短期大学や専門学校において，教科書としてご採用いただいてきたことに厚くお礼申し上げる．

　第3版刊行後，5年が経過し，この間，食の安全性の問題としては，東日本大震災における原子力発電所の原子炉の破壊で大量に放出された放射線物質による農畜水産物の汚染，ヒラメ，馬肉摂取による新たな寄生虫による食中毒の発生，生食用牛肉・レバー摂取による腸管出血性大腸菌による集団食中毒の発生，大手食品企業の廃棄食品の処理業者による横流し事件など，食の安全・安心を揺るがす問題が起こった．

　また，食の安全性確保に向けて，農畜水産物の汚染問題に対応して「食品中の放射性物質に係る基準」の設定，生食用牛肉・レバー摂取による食中毒に対応して「牛の生食用食肉の規格基準」と「表示基準」が設定，ヒラメ・馬肉摂取による寄生虫食中毒に対応して，これらの寄生虫が新たに食中毒の病因物質として指定された．さらに2015年6月には，食品を摂取する際の安全性および一般消費者の自主的かつ合理的な食品選択の機会を確保するため，食品衛生法*，JAS法，健康増進法の食品の表示に関する規定を統合して食品の表示に関する包括的かつ一元的な制度として「食品表示法」が制定された．

　一方，2015年2月には管理栄養士国家試験出題基準（ガイドライン）が改定され，2015年9月には管理栄養士養成課程におけるモデルコアカリキュラムが提案された．

　第4版では，上述のような食の安全性の問題や食品保健行政の変化に対応するために，また，管理栄養士国家試験出題基準に含まれる項目を網羅するために，食品衛生に関連する最新の知見や動向も盛り込みながら，随所に加筆修正を行った．したがって，第4版は，栄養学分野だけでなく，食の安全性を取り扱う多くの分野における教科書あるいは参考書として活用していただける，より充実した内容になった．また，食品衛生に興味をもつ一般消費者や食品製造に携わる方々にとっても，より理解しやすい参考書としてご利用いただけるものと考える．

　本書の改訂にあたっては，（株）講談社サイエンティフィク・神尾朋美部次長に多大のご尽力をいただいた．衷心より感謝とお礼を申し上げる．

　2016年7月

編者　植木　幸英
野村　秀一

---

* 2018（平成30）年6月公布の法改正による条番号などの変更については，公布日より1年以内，2年以内，3年以内の施行により条番号が異なってくるため，本文では3年以内施行となる最終の形となるよう変更した．p.167～の付録についても同様に修正した．

栄養科学シリーズNEXT
新規刊行にあたって

　「栄養科学シリーズNEXT」は，"栄養Nutrition・運動Exercise・休養Rest"を柱に，1998年から刊行を開始したテキストシリーズです．2002年の管理栄養士・栄養士の新カリキュラムに対応し，新しい科目にも対応すべく，書目の充実を図ってきました．新カリキュラムの教育目標を達成するための内容を盛り込み，他の専門家と協同してあらゆる場面で健康を担う食生活・栄養の専門職の養成を目指す内容となっています．一方，2009年，特定非営利活動法人日本栄養改善学会により，管理栄養士が備えるべき能力に関して「管理栄養士養成課程におけるモデルコアカリキュラム」が策定されました．本シリーズではこれにも準拠するべく改訂を重ねています．

　この度，NEXT草創期のシリーズ総編集である中坊幸弘先生，山本茂先生，およびシリーズ編集委員である海老原清先生，加藤秀夫先生，小松龍史先生，武田英二先生，辻英明先生の意思を引き継いだ新体制により，時代のニーズと栄養学の本質を礎にして，改めて，次のような編集方針でシリーズを刊行していくこととしました．

　・各巻ごとの内容は，シリーズ全体を通してバランスを取るように心がける
　・記述は単なる事実の羅列にとどまることなく，ストーリー性をもたせ，学問分野の流れを重視して，理解しやすくする
　・レベルを落とすことなく，できるだけ平易にわかりやすく記述する
　・図表はできるだけオリジナルなものを用い，視覚からの内容把握を重視する
　・4色フルカラー化で，より学生にわかりやすい紙面を提供する
　・管理栄養士国家試験出題基準(ガイドライン)にも考慮した内容とする
　・管理栄養士，栄養士のそれぞれの在り方を考え，各書目の充実を図る

　栄養学の進歩は著しく，管理栄養士，栄養士の活躍の場所も益々グローバル化すると予想されます．最新の栄養学の専門知識に加え，管理栄養士資格の国際基準化，他職種の理解と連携など，新しい側面で栄養学を理解することが必要です．本書で学ばれた学生達が，新しい時代を担う管理栄養士，栄養士として活躍されることを願っています．

シリーズ総編集　　木戸　康博
宮本　賢一

食べ物と健康，食品と衛生　**食品衛生学 第 4 版** ── 目次

1. 食品衛生学とその目的 …… 1
- 1.1　食品を取り巻く環境：食品の安全性 …… 1
- 1.2　食品衛生の目的 …… 1
- 1.3　わが国の食品衛生の現状とこれからの課題 …… 3

2. 微生物と食品衛生とのかかわり …… 4
- 2.1　微生物とは …… 4
  - A.　一般細菌数（生菌数） …… 5
  - B.　糞便汚染の指標菌 …… 5
- 2.2　微生物による食品の品質低下 …… 7
  - A.　食品の変質 …… 7
  - B.　タンパク質性食品の腐敗の評価と鮮度指標 …… 8
  - C.　微生物に起因する食品の変質を促進する因子 …… 8
- 2.3　微生物に起因する食品の変質の防止法 …… 11
  - A.　冷蔵法および冷凍法 …… 11
  - B.　脱水法 …… 11
  - C.　塩蔵法および砂糖漬け法 …… 11
  - D.　加熱法 …… 12
  - E.　電磁波による殺菌法 …… 12
  - F.　くん（燻）煙法 …… 12
  - G.　真空包装法 …… 12
  - H.　食品添加物 …… 13
- 2.4　消費期限と賞味期限 …… 13
  - A.　消費期限 …… 14
  - B.　賞味期限 …… 14

3. 食品成分の化学的変質 …… 15
- 3.1　食品成分の酸化 …… 15
  - A.　油脂の化学的変質（変敗） …… 15
  - B.　油脂の酸化の指標 …… 15
  - C.　油脂の変敗防止 …… 17
- 3.2　クロロフィルの化学的変化 …… 17
- 3.3　硝酸態窒素と N-ニトロソアミン類 …… 18
- 3.4　トランス型不飽和脂肪酸（トランス脂肪酸） …… 19
- 3.5　加熱調理によって生成する発がん性物質 …… 19

  A. 食品の加熱調理によって生成する発がん性物質 ……………………… 19
  B. アクリルアミド ……………………………………………………… 20

4. 食中毒 …………………………………………………………………… 22
 4.1 食中毒とは………………………………………………………………… 22
 4.2 食中毒の分類……………………………………………………………… 23
  A. 食中毒の分類法 ……………………………………………………… 23
  B. 感染症としての食中毒 ……………………………………………… 24
  C. 食中毒の届出と統計 ………………………………………………… 25
 4.3 食中毒の発生状況………………………………………………………… 26
  A. 2018（平成 30）年の状況 …………………………………………… 26
  B. 食中毒統計の年次推移 ……………………………………………… 28
  C. 月別統計の年次推移 ………………………………………………… 30
 4.4 細菌性食中毒……………………………………………………………… 31
  A. 感染型食中毒 ………………………………………………………… 32
   a. サルモネラ ……………………………………………………… 32
   b. カンピロバクター・ジェジュニ/コリ ………………………… 35
   c. 下痢原性大腸菌………………………………………………… 37
   e. その他の感染型食中毒菌 ……………………………………… 39
  B. 毒素型食中毒 ………………………………………………………… 40
   a. ボツリヌス菌…………………………………………………… 40
   b. 黄色ブドウ球菌………………………………………………… 42
  C. 生体内毒素型食中毒（中間型）……………………………………… 44
   a. 生体内毒素型食中毒の特徴…………………………………… 44
   b. 芽胞を形成する細菌…………………………………………… 44
   c. 芽胞形成菌による食中毒発生のメカニズムとその予防方法……… 45
   d. 腸炎ビブリオ…………………………………………………… 46
   e. その他のビブリオ……………………………………………… 48
   f. 生体内毒素型の大腸菌………………………………………… 49
  D. その他の病原菌による食中毒 ……………………………………… 51
   a. 3 類感染症起因菌による食中毒 ……………………………… 51
   b. 人獣共通感染症としての食中毒……………………………… 53
  E. アレルギー様食中毒 ………………………………………………… 56
  F. 細菌性食中毒の予防法 ……………………………………………… 56
 4.5 ウイルス性食中毒………………………………………………………… 58
  A. ノロウイルス ………………………………………………………… 59
  B. A 型肝炎ウイルス，E 型肝炎ウイルス…………………………… 61
 4.6 異常プリオン……………………………………………………………… 62
 4.7 寄生虫（原虫）による食中毒…………………………………………… 63
  A. 赤痢アメーバ ………………………………………………………… 63
  B. クリプトスポリジウム ……………………………………………… 64

		C. ジアルジア（ランブル鞭毛虫）	65
		D. サイクロスポラ	65
		E. トキソプラズマ	66
		F. クドアおよびフェイヤー住肉胞子虫による食中毒	66
	4.8	寄生虫（蠕虫類）による食中毒	67
		A. アニサキス症	68
		B. 旋尾線虫症	69
		C. 大複殖門条虫症	69
		D. 顎口虫症	70
		E. 横川吸虫症	70
		F. 旋毛虫症（トリヒナ症）	71
		G. 肺吸虫症	72
		H. マンソン裂頭条虫症	72
		I. 有鉤条虫症	73
		J. 回虫症	74
		K. 鉤虫症	74
	4.9	自然毒食中毒	75
		A. 動物性自然毒食中毒	75
		a. フグ中毒	75
		b. シガテラ中毒	77
		c. パリトキシンおよびパリトキシン様毒	77
		d. イシナギ中毒	77
		e. 脂質異常	78
		f. 麻痺性貝毒	78
		g. 下痢性貝毒	78
		h. その他の貝毒	78
		B. 植物性自然毒食中毒	79
		a. 毒キノコ	79
		b. 有毒植物によるもの	79
	4.10	化学物質による食中毒	81
		A. 有害物質を故意に使用する場合	82
		B. 食品の製造工程で混入する場合	82
		C. 過失による誤飲，誤食	82
		D. 器具・容器・包装からの混入	82
	4.11	マスターテーブル法	82
	4.12	特定給食施設における食中毒予防対策とHACCP	85
		A. 特定給食施設での食中毒予防	85
		B. 大量調理施設におけるHACCP	85
		C. HACCP方式の利点	85
		D. HACCP導入の手順	85

5. 有害物質による食品汚染 ………………………………………………………… 89
- 5.1 マイコトキシン ………………………………………………………………… 89
  - A. アスペルギルス属が産生する毒素 ……………………………………… 89
  - B. ペニシリウム属が産生する毒素 ………………………………………… 91
  - C. フザリウム属が産生する毒素 …………………………………………… 91
  - D. 麦角菌が産生する毒素 …………………………………………………… 91
- 5.2 農薬 ……………………………………………………………………………… 92
  - A. 農薬の分類 ………………………………………………………………… 93
  - B. 残留農薬基準 ……………………………………………………………… 94
  - C. 収穫後使用農薬（ポストハーベスト農薬） …………………………… 95
- 5.3 低沸点有機ハロゲン化合物 …………………………………………………… 96
  - A. トリハロメタン …………………………………………………………… 96
  - B. 地下水汚染物質 …………………………………………………………… 96
- 5.4 抗生物質と合成抗菌剤 ………………………………………………………… 97
- 5.5 放射性物質 ……………………………………………………………………… 99
  - A. 飲食物汚染に関係する放射性核種 ……………………………………… 99
  - B. おもな放射能汚染事件と汚染食品 ………………………………………100
- 5.6 ダイオキシン ……………………………………………………………………101
- 5.7 ポリ塩化ビフェニル ……………………………………………………………103
- 5.8 有害金属とその化合物 …………………………………………………………105
  - A. ヒ素（As） …………………………………………………………………104
  - B. カドミウム（Cd） …………………………………………………………105
  - C. 水銀（Hg） …………………………………………………………………106
  - D. スズ（Sn） …………………………………………………………………107
  - E. 鉛（Pb） ……………………………………………………………………108
- 5.9 内分泌かく乱化学物質 …………………………………………………………108
- 5.10 異物の混入 ………………………………………………………………………110

6. 食品添加物 ……………………………………………………………………………113
- 6.1 食品添加物とは …………………………………………………………………113
  - A. 食品添加物の歴史と使用目的 ……………………………………………113
  - B. 食品添加物の指定基準 ……………………………………………………114
  - C. 食品添加物の安全性 ………………………………………………………116
  - D. 食品添加物の成分規格，使用基準および表示基準 ……………………117
  - E. 食品添加物による危害の防止と対策 ……………………………………120
- 6.2 おもな食品添加物 ………………………………………………………………121
  - A. 栄養強化剤 …………………………………………………………………121
  - B. 甘味料 ………………………………………………………………………122
  - C. 増粘剤，安定剤，ゲル化剤（または糊料） ……………………………124
  - D. 殺菌料 ………………………………………………………………………125

  E. 酸化防止剤 ･･･ 125
  F. 着色料 ･･･ 127
  G. 発色剤 ･･･ 129
  H. 漂白剤 ･･･ 130
  I. 保存料 ･･･ 131
  J. 防カビ剤（防ばい剤） ･････････････････････････････････････ 132
  K. 乳化剤 ･･･ 133
  L. 調味料 ･･･ 134
  M. 酸味料 ･･･ 135
  N. 苦味料 ･･･ 135
  O. 品質保持剤 ･･･ 135
  P. 結着剤 ･･･ 135
  Q. 小麦粉処理剤 ･･･ 136
  R. その他の食品添加物 ･････････････････････････････････････ 136

7. 食品の器具と容器包装 ･･･････････････････････････････････････ 137
 7.1 器具・容器包装とは ･･･ 137
  A. 金属製品 ･･･ 138
  B. セラミック製品 ･･･ 139
  C. ゴム製品 ･･･ 139
  D. 木・竹製品 ･･･ 139
  E. 紙・セロファン製品 ･･･････････････････････････････････････ 140
  F. プラスチック製品 ･･･ 140
 7.2 容器包装の表示 ･･ 141
 7.3 洗浄と殺菌 ･･ 142
  A. 洗浄 ･･･ 142
  B. 殺菌 ･･･ 143

8. 食品の安全性 ･･ 145
 8.1 輸入食品の安全性 ･･ 145
  A. 輸入食品の食品衛生法違反事例 ･････････････････････････ 145
  B. 輸入食品の安全性確保対策 ････････････････････････････ 146
 8.2 遺伝子組換え食品の安全性 ･････････････････････････････････ 148
  A. 遺伝子組換え技術 ･････････････････････････････････････ 148
  B. 遺伝子組換え農産物 ･･･････････････････････････････････ 149
  C. 遺伝子組換え農産物の食品としての安全性評価 ･････････････ 149
  D. 遺伝子組換え食品の表示 ･･････････････････････････････ 150
 8.3 放射線照射食品の安全性 ･･･････････････････････････････････ 152

9. 食品衛生関係法規と食品保健行政 ････････････････････････････ 154
 9.1 食品衛生関係法規 ･･ 154

    A. 食品衛生法 ･･･ 154
    B. 食品安全基本法 ･･･ 157
    C. 乳及び乳製品の成分規格等に関する省令（乳等省令） ････････････ 158
 9.2 食品保健行政 ･･ 158
 9.3 食品安全のリスクアナリシス（リスク分析） ･･････････････････････ 160

付録 1　微生物学概論 ･･ 163
   1.　ヒトと微生物 ･･･ 163
   2.　微生物の種類と性状 ････････････････････････････････････ 163
付録 2　法規 ･･ 167
   食品衛生法 ･･･ 171
   食品衛生法施行令 ･･･ 171
   食品安全基本法 ･･ 171

参考書とホームページ URL ･･･ 173
索引 ･･ 174

1. 食品衛生学とその目的

1.1　食品を取り巻く環境：食品の安全性

　ヒトは生命活動を営むために，さまざまな栄養素を食品として経口摂取しなければならない．食品は，水と一部のミネラルのほかは，動物か植物あるいはその加工品である．動植物が存在するところにはかならず微生物が存在する．微生物には，ヒトに病原性を示すものや，食品を変質させるものがある．動植物は，有害物質を周辺の環境から吸収したり，食物連鎖によって取り込むことがある．また，捕食から守るために，みずからがつくった有毒物質を含む動植物も存在する．食品によっては，消費されるまでに有害因子が生じることもあるし，品質や保蔵性*の向上のための加工によって有害物質が混入してくることもある．

　このように，食品は，その生産から消費までのいろいろな過程で，有毒・有害物質や病原微生物に汚染される可能性がある（図1.1）．このことは，生きるために必須の"飲食"という行動によって健康障害が引き起こされる可能性もあることを意味している．

*食品を貯蔵，保存すること．

1.2　食品衛生の目的

　前項で述べたような飲食によって発生する健康上の危害（食中毒）を防止することが食品衛生の目的であり，食品中の有害・有毒物質や病原微生物，ならびにそれらによる健康障害の防止を取り扱う科学が食品衛生学である．したがって，食品やアルコール飲料の過剰摂取による糖尿病，脂質異常症，肝機能障害などは，飲食に伴う健康障害ではあっても，食品衛生学が取り扱う対象ではない（図1.2）．

　地球上には，現在約73億の人間が生存している．その生命と健康を維持する

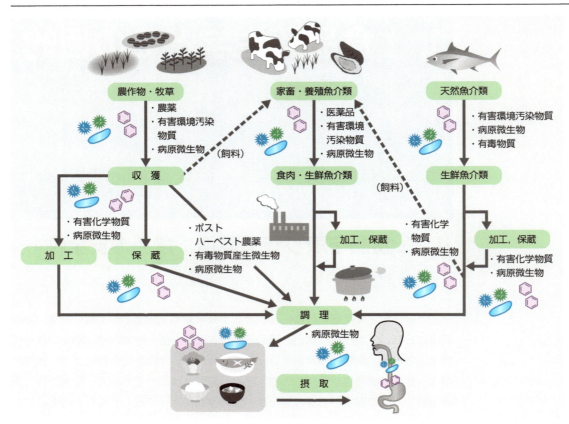

図 1.1　食材および食品が有害化学物質や病原微生物などに汚染されるおもな経路

ためには，農産物および畜水産物の増産と安定供給が必須である．また，生産された食品を無駄なく有効に消費するために，変質の防止が必要になることも多い．消費者の多様な要求に対応するための種々の加工も重要である．そのためには，農薬や医薬品や食品添加物を使用しなければならないこともあるが，それらがある限度量以上に摂取されたときには，ヒトという生命体に好ましくない影響を与える．したがって，これらの物質については，使用によって得られる利益（食品の増産・確保，保蔵性・品質の向上など）が，受ける損害（健康上の危害）よりもはるかに大きいことが，科学的に評価されていなければならない．

世界保健機関（WHO）は，食品衛生を「食品・食糧の生育・栽培，生産，製造から，最終的にヒトが摂取するまでの間のあらゆる段階において，その安全性，健全性および変質防止を確保するためのすべての手段をいう」と定義している．わが国においては，食品の安全性の確保は，食品衛生法*および食品安全基本法に基づいて行われる国および地方自治体の食品保健行政によるところが非常に大きい．食品衛生法は，その制定の目的を「飲食に起因する衛生上の危害の発生を防止し，もつて国民の健康の保護を図ること」と規定している．すなわち，法の規制を食品そのものだけではなく，その生産・製造，調理器具，容器包装，加工，保蔵，

WHO：World Health Organization

*　2018年6月に「食品衛生法等の一部を改正する法律」が公布され，食品衛生法が改正された．本文の条文は公布日より3年以内に施行される最終形の新しい条番号に修正し記している．

図1.2 食品衛生学が対象とする食中毒の範囲

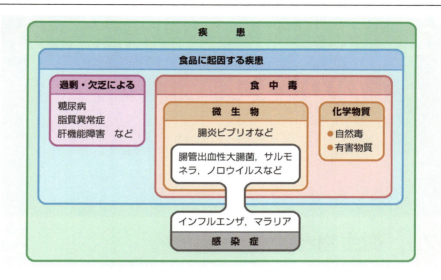

流通などにも広く適用している．また，2003年5月に施行された食品安全基本法に基づいて，食品の安全性確保に関する施策が総合的に推進されている．

1.3 わが国の食品衛生の現状とこれからの課題

　わが国の**食中毒**発生件数は漸減傾向にあるものの，患者数は全体としてそれほど減少していない．また，ヒ素混入粉ミルク，ポリ塩化ビフェニル (PCB) 混入天ぷら油，有機水銀汚染魚介類およびカドミウム汚染農作物・飲料水の摂取による大規模な中毒事例も過去に起こっている．

　現代の日本は，高度な文明社会であるにもかかわらず，生命の維持に必須の食に起因する健康危機対策と管理は満足すべき状況には置かれていない．

　新興・再興感染症の出現，遺伝子組換え食品の安全性，内分泌かく乱化学物質（通称として環境ホルモン）などの新しい有害化学物質による食品汚染，食品流通のグローバル化と輸入食品の顕著な増加に伴う不許可農薬・抗菌剤などの含有食品や基準値を超える残留農薬含有食品，産地偽装，事故米*の不正販売，農畜水産物の放射性物質による汚染など，国民の健康を守るために対処しなければならない食の安全性にかかわる問題はますます増加してきており，食品衛生学の重要性はこれまでにも増して大きくなっている．

PCB : polychlorinated biphenyl

* 輸入を義務づけられている米のうち，水に濡れたり，カビ毒や基準値超過残留農薬などが検出され食用に適さない米

2. 微生物と食品衛生とのかかわり

2.1 微生物とは

　地球上にはヒトを含めて多種多様な生物が存在する．これらの生物は地球上の物質循環に大きな役割を果たしているが，それがまた種々の生物の相互生存を可能にしている．そして，土壌，水，空気および生物の中にも多くの種類の微生物が存在する．微生物は，一般に単細胞であり，顕微鏡で拡大してはじめて観察できる極めて微小な生物群をいう．その種類は，一般に原虫，真菌（カビ，酵母），細菌（マイコプラズマ，リケッチア，クラミジアも含む），ウイルスである．このうち原虫と真菌は核膜で包まれた核をもつ細胞からできている真核生物で，細菌は核膜をもたない核をもつ細胞からなる原核生物である．ウイルスは核酸とタンパク質からできている粒子である．大きさは，一般に原虫は数 μm（マイクロメートル）以上の大きさで，真菌には卵の形をしたもの（酵母，5 μm）と菌糸が糸のように細長く伸びたもの（糸状菌，カビ，15 μm）がある．細菌は，0.5～数 μm の大きさである．これらは，光学顕微鏡*1 で形を見ることができる．ウイルスには，20 nm（ナノメートル）のポリオウイルスから，300 nm の痘そうウイルスまで，いろいろなサイズがある．ウイルスは一般に，光学顕微鏡で見ることができないため，電子顕微鏡*2 を使って観察する（図 2.1）．

*1　光学顕微鏡：光を利用して小さなものを拡大して観察する装置．普通 40～1,000 倍で観察．

*2　電子顕微鏡：電子線を使った顕微鏡．非常に微細なもの（構造物）を観察するために使用される．ウイルスは非常に小さいので，その観察には，一般に電子顕微鏡が用いられる．

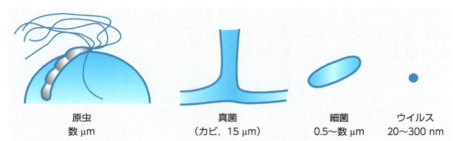

図 2.1　微生物の大きさの比較
大きさの単位：1 μm = 10^{-3} mm，1 nm = 10^{-3} μm = 10^{-6} mm

原虫　数 μm　　真菌（カビ，15 μm）　　細菌 0.5～数 μm　　ウイルス 20～300 nm

生物の分類	種類	細胞壁	ミトコンドリア	核酸*	タンパク質合成系（リボゾーム）	エネルギー産生系	人工培地での増殖	2分裂増殖	抗生物質感受性	代表例
真核生物	原虫	−	+	2種	+	+	+〜−	(+)	(+)	赤痢アメーバ，マラリア原虫
	真菌	+	+	2種	+	+	+	(+)	(+)	アスペルギルス（カビ），カンジダ（酵母）
原核生物	細菌	+	−	2種	+	+	+	+	+	カンピロバクター，ウエルシュ菌
	マイコプラズマ	−	−	2種	+	+	+	+	(+)	肺炎マイコプラズマ
	リケッチア	+	−	2種	+	+	−	+	+	発疹チフスリケッチア
非細胞性	ウイルス	−	−	1種	−	−	−	−	−	ノロウイルス，肝炎ウイルス

表 2.1 各微生物の性状

* 2種：DNAとRNAの2種，1種：DNA，RNAの一方を有する．
＋：有，−：無，（＋）・＋〜−：種類により異なる．

これらの微生物のおもな性状の比較を表 2.1 に示す．

これらの微生物のうち，ウイルス以外は，増殖条件が整えば，通常の環境で生産される食品中でいつでも増殖する．腐敗菌が増殖すれば食品が変質し，病原微生物が増殖すれば食中毒の原因となる．

食品の微生物学的な安全性を監視するためには，腐敗菌や病原微生物を検査すればよい．しかし，これらを日常的に検査することは困難であるため，それに代わる監視指標として考えられたのが汚染指標細菌あるいは衛生指標細菌といわれるものである．これらは，食品，水，調理器具などの微生物学的な衛生状態を調べるための検査で，一般細菌数と糞便汚染指標細菌がある．

微生物各種の性状は付録 1 を参照のこと．

A. 一般細菌数（生菌数）

一般細菌とは，標準寒天培地上で，32〜35℃で好気的ないし通性（p.10 参照）に増殖する細菌のことである．通常，食品 1 g あるいは 1 mL あたりの生菌数で表される．食品を腐敗させる細菌や病原性細菌は，一般細菌と同様に中温領域で増殖するものが多い．そのため，一般細菌数が多いことは，その食品が腐敗していたり，病原性細菌によって汚染されていたりする可能性を示している．しかし，一般細菌数検査だけで食品の微生物学的安全性を評価することはできない．

B. 糞便汚染指標菌

経口感染症（食中毒）の多くは，本来ヒトや動物の腸管内に生息している微生物が原因となるので，直接あるいは間接に糞便に汚染された食品を摂取することによって起こることが多い．食品の糞便汚染を評価するために検査される衛生指

表 2.2 食品の糞便汚染指標菌とその特徴

糞便汚染指標菌	特徴
大腸菌群	自然界に広く分布する菌が含まれる 検出された食品は糞便汚染の可能性がある 安全性の高い食品の確保のための指標菌として利用される
糞便系大腸菌群	ヒトや動物の糞便中に存在する確率が大腸菌群よりも高い 検出された食品は糞便汚染の確率がかなり高い
大腸菌	腸管内以外の自然界でも増殖することがある 検出された食品は高い確率で糞便汚染されている
腸球菌	自然界ではほとんど増殖できない 冷凍,乾燥,温度に対する抵抗性が大腸菌よりも高い 検出された食品は糞便汚染されていると考えてよい

標細菌が**糞便汚染指標菌**であり,大腸菌群や腸球菌などが検査の対象とされている(表 2.2).

a. 大腸菌群

大腸菌群は,「乳糖を分解して酸とガスを産生する好気性または通性のグラム陰性の無芽胞桿菌群」と定義されている.したがって,大腸菌群は,大腸菌および大腸菌に類似した菌の総称である.大腸菌群には,自然界にも広く存在する細菌が含まれるので,食品中に大腸菌群が検出されたとしても,必ずしも糞便で汚染されているとは判断されない.とくに加熱処理工程を経た食品では,加熱不十分あるいは製造後の不適切な取り扱いや保蔵の結果であると見なされることが多い.

b. 糞便系大腸菌群

糞便系大腸菌群は,大腸菌群よりも正確な糞便汚染の指標となる.生食用カキや加熱後摂取冷凍食品などでは,ヒトおよび動物の糞便由来(糞便系)大腸菌群の検査(**EC テスト**)が併用される.

c. 大腸菌(*Escherichia coli*)

食品の糞便汚染を直接的に調べるための 1 つの方法として,腸管内常在菌である**大腸菌**の検出がある.これは,糞便系大腸菌群検査で陽性になったものについて,さらに IMViC 試験を行って大腸菌を検出する方法である.

IMViC 試験

IMViC 試験とは,インドール(Indol)産生能試験,メチルレッド(Methyl red)反応試験,フォーゲス・プロスカウエル(Voges–Proskauer)反応試験,クエン酸塩(Citrate)利用能試験のことで,それぞれの頭文字を合わせたもの(i はゴロ合わせのために付けてある)である.反応結果が,ここにあげた試験順で,"＋＋－－"または"－＋－－"となった菌が大腸菌である.

d. 腸球菌（*Enterococcus*）

腸球菌は，ヒトおよび動物の腸管内に常在するグラム陽性球菌で，エンテロコッカス・フェカーリス（*E. faecalis*），エンテロコッカス・フェシウム（*E. faecium*）などの菌種からなる．腸球菌は，大腸菌群と同様に，単一の菌種をさすものではない．腸球菌は，アミノ酸，ビタミン類などの栄養要求が厳しく，大腸菌よりも抵抗性が強いために，大腸菌が死滅あるいは減少している冷凍食品や乾燥食品などの糞便汚染の指標菌として適している．

2.2 微生物による食品の品質低下

A. 食品の変質

食品を汚染した微生物が増殖し，食品の鮮度が低下することを腐敗（広義）というが，特定の細菌が腐敗を起こすわけではない．狭義の腐敗は，食品中のタンパク質や窒素化合物が，食品自体の自己消化（食品中に存在する酵素によって分解されること）と微生物の作用によって分解され，悪臭や有害物質を生じて可食性が失われることをいう．脂質が微生物などによって分解される場合は，変敗（酸敗）ということが多い．ここでは腐敗と変敗を合わせて変質ということにする．

化学的には，腐敗とは，自己消化によって，タンパク質からペプチドやアミノ酸が生じ，次いでこれらが微生物（細菌）の酵素によって脱アミノおよび脱炭酸されてアンモニア，二酸化炭素，アミン類，アルデヒドなどを生じる反応が起こることである（図2.2）．

脱アミノ反応は，食品の表面で増殖した好気性菌や通性菌（p.10参照）によって，

図2.2 腐敗におけるタンパク質の分解過程

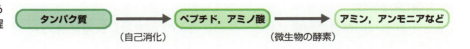

表2.3 アミノ酸から生成されるアミンとその生成に関与する微生物

アミノ酸	生成アミン	生成に関与する微生物
ヒスチジン	ヒスタミン	モルガネラ菌，大腸菌，ウエルシュ菌
オルニチン	プトレッシン	モルガネラ菌，大腸菌
アルギニン	アグマチン	大腸菌
リシン	カダベリン	大腸菌，バクテリウム・カダベリス
チロシン	チラミン	エンテロコッカス・フェカーリス
トリプトファン	トリプタミン	カンジダ
バリン	イソブチルアミン	プロテウス・ブルガリス

アミノ酸分子の酸化，還元，不飽和化が起こり，アンモニア，低級脂肪酸，ケト酸などが生成される反応である．

脱炭酸反応は，食品の内部で増殖した嫌気性菌（p.10参照）や通性菌によってアミノ酸の脱炭酸が起こり，種々のアミン類が生成される反応である（表2.3）．たとえばこの反応が，ヒスチジン含量の多いサバやイワシなどの赤身魚肉で起こると，ヒスタミンが多量に蓄積され，アレルギー様食中毒（p.56参照）の原因になることがある．

B. タンパク質性食品の腐敗の評価と鮮度指標

食品が微生物の作用により変質する初期の過程を初期腐敗という．

a. 揮発性塩基窒素（VBN）

タンパク質性食品は，腐敗によってアンモニアやアミン類を蓄積するので，揮発性塩基窒素*（VBN）は鮮度の指標の1つとなる．VBN値が30〜40 mg%で初期腐敗，50 mg%以上になると腐敗と判断される．

* アンモニアと揮発性アミンを合わせたもの．
VBN : volatile basic nitrogen

b. トリメチルアミン

新鮮な魚介類に含まれるトリメチルアミンオキシドは，微生物の還元酵素の作用でトリメチルアミンに変わるので，これが魚介類の腐敗判定の指標となる．魚介類100gあたりトリメチルアミン量が4〜5 mgになると初期腐敗と判定される．

c. 生菌数

食品1gあたりの生菌数が10^7〜10^8個になると初期腐敗と判定される．

d. pH

タンパク質性食品は，微生物が増殖すると，その代謝産物として有機酸が生成するために，いったんはpHが低下するが，その後アンモニアやアミンが生成してpHは再び上昇する．

e. K値（鮮度恒数）

K値とは魚肉の鮮度の指標である．魚の筋肉中のATPは，死後急速にADPに分解し，次いでAMP → IMP（イノシン酸）→イノシン→ヒポキサンチンへと変化する．ATPとその分解物の総量に対するイノシンとヒポキサンチンの合計量の割合（%）をK値といい，これが60〜80%になると初期腐敗と判定される．

C. 微生物に起因する食品の変質を促進する因子

a. 温度

微生物は，発育しやすい温度区分によって高温菌，中温菌，低温菌に分類される（表2.4）．低温菌は0℃で2週間培養したときに増殖が認められる細菌である．発育最適温度が20℃以下のものを好冷菌という．食品の変質への関与は，通常

表2.4 微生物の増殖と温度との関係

	発育可能温度	発育最適温度	微生物の種類
高温菌	40～70℃	50～60℃	バシラス・コアギュランス,クロストリジウム・テルモサッカロリチカム
中温菌	10～45℃	25～40℃	一般のカビ・酵母,食中毒菌,その他の病原菌,大腸菌
低温菌	0～30℃	15～25℃	シュードモナス,アクロモバクターなど

表2.5 おもな食品のA_w値

食品	A_w値	食品	A_w値
食肉,鮮魚	0.97～0.99	ようかん,カステラ	0.85
野菜,果実	0.97～0.99	ジャム,マーマレード	0.79～0.90
かまぼこ	0.96	ケーキ	0.75～0.80
チーズ	0.90～0.94	乾燥穀物,乾燥果実	0.61
ハム,ソーセージ	0.90	小麦粉	0.61
醤油,ソース	0.85	ビスケット,クッキー	0.30～0.35

表2.6 代表的な微生物の増殖可能な最低A_w値

微生物	最低A_w値	微生物	最低A_w値
一般細菌	0.90～0.91	一般酵母	0.87～0.94
サルモネラ	0.93～0.96	サッカロミセス・セレビシエ	0.90～0.94
黄色ブドウ球菌	0.84～0.92	ロドトルラ	0.89～0.92
腸炎ビブリオ	0.93～0.98	耐浸透圧酵母	0.60～0.78
大腸菌	0.94～0.97	一般カビ	0.70～0.80
ラクトバシラス	0.90～0.94	アスペルギルス・フラブス	0.80～0.90
好塩菌	0.75	耐乾燥カビ	0.60～0.70

の生活環境では中温菌が最も大きく,冷蔵保蔵では低温菌,熱蔵保蔵では高温菌が問題となる.

b. 水分

微生物の細胞内の水分量は75～85%であり,細胞内で代謝反応の溶媒として必要なため,発育や増殖に必須となる.

食品の水分含量は変質と深い関係にある.食品に含まれる水分には,微生物が増殖に利用できる自由水と,食品成分と結合して増殖に利用できない結合水がある.水分における自由水の割合を水分活性(water activity:A_w)といい,$A_w = P/P_0$(P:食品の水蒸気圧,P_0:純水の最大水蒸気圧)の式で表される.

微生物の増殖との関連では水分含量ではなく,A_w値が用いられる.一般に,微生物はA_w値が高いほど増殖しやすく,低いほど増殖しにくい.しかし,微生物の増殖はpH,含まれる栄養素の種類と量,酸素量によっても影響される.食品の保蔵法である塩蔵,砂糖漬け,乾燥,冷凍は,A_w値を低下させて微生物の発育を抑制する原理を応用したものである.おもな食品のA_w値を表2.5に,代表的な微生物の増殖可能な最低A_w値を表2.6に示す.

c. pH（水素イオン濃度）

多くの微生物は pH 5.6 〜 9.0 で増殖可能であるが，**最適 pH は 6.5 〜 7.6 で中性域**のものが多い．例外的に乳酸菌や真菌類の最適 pH は 5.0 〜 6.0 の弱酸性域で，腸炎ビブリオやコレラ菌は pH 8.0 〜 9.0 の弱アルカリ域である．大部分の食品の pH は中性領域にあるため，温度や水分などの条件が適していれば，微生物は食品中で容易に増殖する．

d. 浸透圧（塩濃度）

溶液の浸透圧は溶解している塩類や糖類の濃度によって変化する．微生物には，その種類によって生存・増殖に適した浸透圧がある．大部分の微生物は**食塩濃度が 0.9%の等張環境**を好む．ある程度の濃度（3%程度）の塩分が存在しないと増殖できない菌を好塩菌という．8 〜 10%の食塩存在下でも増殖できる菌を耐塩菌という．酵母やカビのなかには，10%を超える高濃度の糖や食塩が存在する環境でも増殖できるものがある．

e. 酸素

微生物は，その種類によって**酸素要求性**が異なり，増殖のために酸素が必要な**好気性菌**，増殖に低濃度の酸素を要求する**微好気性菌**，酸素によって増殖が阻害される**嫌気性菌**，酸素があってもなくても増殖できる**通性菌**に分けられる（表 2.7）．食品中の酸素濃度が高いと酸化還元電位（E_h）が高くなって（＋200 mV 以上），好気性菌が増殖しやすくなる．逆に，E_h が低いと（−200 mV 以下）嫌気性菌が増殖しやすくなる．缶詰，瓶詰，真空パック食品などは E_h が低い食品である．

これらの酸素に対する要求性の違いは，酸素の代謝過程で生じる有毒な活性酸素を無毒化する酵素群をもっているかもたないかとエネルギーを得る代謝系（呼吸と発酵）の違いのためである．

f. 栄養素

ほとんどの微生物は，その増殖に有機物を必要とする**従属栄養生物**であり，炭素源（炭水化物），窒素源（タンパク質），無機塩類やビタミン類などの栄養素が必要である．

表 2.7　酸素要求性による微生物の分類

分類（旧名称）	酸素要求性	微生物の例
好気性菌（偏性好気性菌）	必須	バシラス，シュードモナス，産膜酵母，カビなど
微好気性菌	必須（3 〜 15%）	カンピロバクター，ラクトバシラスなど
通性菌（通性嫌気性菌）	無関係	大部分の病原菌，大腸菌など
嫌気性菌（偏性嫌気性菌）	酸素によって発育阻止	ボツリヌス菌，ウエルシュ菌など

2.3 微生物に起因する食品の変質の防止法

微生物による食品の変質防止法の原理は，前節で述べた食品の変質促進因子の作用を抑制することである．代表的な変質防止法を以下に述べる．

A. 冷蔵法および冷凍法

冷蔵は食品を10℃以下の温度で，凍結させることなく保蔵する方法である．
0℃付近で保蔵する**チルド**，−3〜0℃で保蔵する**パーシャルフリージング**も冷蔵保蔵の一種である．冷蔵保蔵では中温菌および高温菌の増殖が抑制されるが，低温菌の増殖はあまり抑制されないため，食品の短期保蔵に用いられる．

冷凍は−15℃以下で凍結状態で保蔵する方法であり，食品の長期保蔵に用いられる．凍結状態では食品中の A_w が低下し，微生物の増殖は強く抑制される．腸炎ビブリオやコレラ菌などは，凍結によって生菌数が減少するが，多くの細菌は死滅することなく生きているので，解凍後の食品の温度管理には注意が必要である．

冷蔵および冷凍は多くの食品の変質防止法として利用されている．しかし，冷蔵保蔵によって品質が低下する食品もある（表 2.8）．

表 2.8 冷蔵保蔵によって品質が低下する食品の例

食品	冷蔵保蔵による変化
ジャガイモ，サツマイモ，カボチャ	内部褐変
ナス	種子の黒化
トマト	内部組織の軟化・崩壊
バナナ	表面黒化

B. 脱水法

脱水して A_w 値を低下させることによって食品の保蔵性を高める方法を**脱水法**という．自然乾燥法および人工乾燥法（加圧，減圧，常圧乾燥法）がある．

C. 塩蔵法および砂糖漬け法

食品を高濃度の食塩や砂糖に漬けると，食品の周囲の環境が高浸透圧になり，食品中の水分を外部に浸出させる．これを利用して食品の A_w 値を低下させ，微生物の増殖を抑制するのが**塩蔵法，砂糖漬け法**である．

D. 加熱法

a. 低温殺菌法（LTLT 殺菌法*）

低温殺菌法は，牛乳や果汁など一部の液体食品に適用される．牛乳は 65℃で 30 分間，果汁は密封後 75℃で 30 分間の加熱処理を行う．この方法は食品中に存在する病原微生物を死滅させる目的で用いられるが，すべての微生物を死滅させることは不可能である．

* LTLT 殺菌法：low temperature long time pasteurization

b. 高温殺菌法

保蔵性を高めるために，100℃以上で加熱処理することによって，対象食品中の微生物を死滅させる方法を高温殺菌法という．食品の種類や大きさ，水分含量などによって加熱条件が異なる．牛乳には，上述の低温殺菌されたもののほかに，130℃で 2 秒間加熱処理したものや，150℃で数秒間加熱して室温での長期間保蔵を可能にしたもの（LL 牛乳）がある．

LL：long-life

c. レトルト殺菌法

缶詰食品，瓶詰食品，アルミ箔でコーティングしたプラスチック容器詰食品（レトルトパウチ食品）のように，密閉容器に入れた食品を，高圧殺菌装置（レトルト）で加熱する方法をレトルト殺菌法という．長期保蔵に適する．殺菌温度は食品の酸性度（pH）によって異なり，非酸性食品（pH 5.3 以上；肉類，魚肉，野菜など）および弱酸性食品（pH 4.5〜5.3；醤油味付食品など）の殺菌には 120℃以上の高圧殺菌法が用いられる．

E. 電磁波による殺菌法

波長 265 nm 付近の紫外線を照射すると，微生物は DNA が壊されて死滅する．この方法は食品の保蔵法として利用されることはなく，調理室や室内空気などの殺菌に応用される．放射線照射食品については 8.3 節（p. 152）で述べる．

F. くん（燻）煙法

塩蔵，脱水あるいは乾燥した肉類，魚類などのタンパク質性食品を，落葉樹から作った薪やおが屑を不完全燃焼させたときに生ずる煙で"いぶす"方法をくん煙法という．

煙中に含まれる微量のホルムアルデヒド，アセトン，酢酸，クレオソートが食品中に吸収されて殺菌作用を発揮し，保蔵性を高める．細菌に対しては殺菌効果があるが，真菌に対する殺菌効果は弱い．

G. 真空包装法

食品をプラスチックその他の可塑性のある容器に入れて脱気した後，容器を密

表 2.9 おもな変質防止法と対象食品

変質防止法	おもな対象食品
冷凍, 冷蔵	魚介類, 肉類, 野菜, 果実
乾燥, 脱水	インスタント食品, 魚介類, 肉類, めん類, シイタケ, 寒天, 海草, 牛乳, 高野豆腐, 果物(カキ, ブドウなど)
塩蔵, 砂糖漬け	魚介類, 野菜(漬け物), 肉類(ハム), 果物(ジャム), ようかん
加熱	魚介類, 肉類, 野菜, インスタント食品(レトルトパウチ)
くん煙	魚介類, 肉類(ハム, ソーセージなど), チーズ
真空包装	菓子類, ノリ, 肉類

封する方法を**真空包装法**という．**脱酸素剤**（酸化鉄）を封入する方法が併用されることが多い．これによって，容器内に残存する酸素が化学反応によって吸収除去されるため，好気性微生物の増殖と酸化による食品の劣化をより効果的に抑制することができる．

H. 食品添加物

食品の保蔵性を高めるための**食品添加物**には，酸化防止剤，保存料，防カビ剤などがある．これについては第6章で述べる．

表 2.9 に微生物による変質の防止法とおもな対象食品をまとめて示す．

2.4 消費期限と賞味期限

消費期限は期限を過ぎたら食べないほうがよい期限を示すが，賞味期限はおいしく食べることができる期限で，これを過ぎても，すぐ食べられないということではない．図 2.3 に消費期限と賞味期限のイメージを示す．これらの期限を責任をもって設定，表示するのは，輸入食品では輸入業者であり，輸入食品以外は製造業者，加工業者，販売業者である．

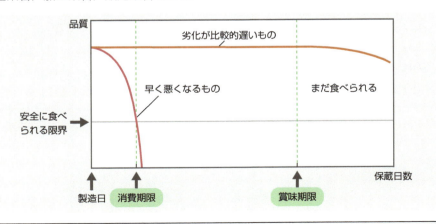

図 2.3 消費期限と賞味期限のイメージ

A. 消費期限

定められた方法により保蔵した場合において，腐敗，変敗その他の品質（状態）の劣化に伴い安全性を欠くこととなるおそれがないと認められる期限を示す年月日を**消費期限**という．対象は弁当，調理パン，そうざい，生菓子類，食肉，生めん類，低温長時間保持殺菌した牛乳である．

B. 賞味期限

定められた方法により保蔵した場合において，期待されるすべての品質の保持が十分に可能であると認められる期限を示す年月日を**賞味期限**という．製造日から3か月以内は年月日表示であるが，それ以上のものについては，年月日または年月表示でよい．ただし，当該期限を超えた場合であっても，これらの品質が保持されていることがあるものとされる．対象はスナック菓子，即席めん類，缶詰，牛乳（低温長時間保持殺菌した牛乳は除く），乳製品などである．

問題 2-1　食品の鮮度・腐敗に関する記述である．正しいのはどれか．1つ選べ．［創作問題］
(1) K値は，ATPの分解産物の総量で求める．
(2) 揮発性塩基窒素は，サメ肉の鮮度指標に用いる．
(3) トリメチルアミン量は，魚介類の鮮度指標に用いる．
(4) 初期腐敗とは，食品1g中の生菌数が$10^3 \sim 10^4$個に達したときである．
(5) ヒスチジンは，脱アミノ反応を受けてヒスタミンに変化する．

問題 2-2　糞便汚染指標菌に関する記述である．正しいのはどれか．1つ選べ．［創作問題］
(1) 大腸菌群は，乳糖を分解し酸とガスを産生し，芽胞を形成する．
(2) 大腸菌群が検出された食品は，糞便汚染されていると断定できる．
(3) 一般細菌とは，35℃で嫌気的に増殖する細菌のことである．
(4) 大腸菌は，大腸菌群には含まれない．
(5) 腸球菌は，冷凍食品や乾燥食品の糞便汚染指標菌に適している．

3. 食品成分の化学的変質

3.1 食品成分の酸化

A. 油脂の化学的変質（変敗）

油脂や油脂を多く含む食品は加工・調理によって，または長期の保蔵で匂いや味の劣化，着色，粘度の増加が生じる．これを油脂の劣化現象といい，酸敗または変敗ともいう．油脂成分が変化した食品は商品価値および栄養価値の低下を伴い，さらには毒性を示すようになる．不飽和脂肪酸の二重結合にはさまれた水素部位（アリル水素）は化学的にラジカル*などの攻撃を受けやすい．そのため油脂のラジカル化はこの部分から進行することが多く，二重結合の数が多いほど酸化されやすくなる．油脂の酸化は以下のように進行する（図3.1）．油脂の構成成分である不飽和脂肪酸（RH）は光，熱，金属イオンなどの作用によって脂肪酸ラジカル（R·）を生じる．これに酸素が結合することによってペルオキシラジカル（過酸化ラジカル/ROO·）となる．このラジカルはほかの酸化されていない不飽和脂肪酸（RH）の水素（H）を引き抜き，ヒドロペルオキシド（過酸化物/ROOH）になる．水素を引き抜かれた不飽和脂肪酸（RH）にはラジカルが残ることで新たな脂肪酸ラジカル（R·）となる．これが連鎖的に続くので，連鎖的脂質過酸化反応といわれる．これらの一連の現象を自動酸化という．ヒドロペルオキシドは不安定なため，ケトンやアルデヒドのような，より毒性の高い化合物に分解するほか，重合物などの粘性の高い化合物に移行してゆく．ヒドロペルオキシドは高温でより不安定であり，加熱工程における劣化は熱酸化といわれる．

B. 油脂の酸化の指標

油脂における初期の自動酸化の程度を知るには過酸化物価（POV*）が用いら

* ラジカル：不対電子をもつ原子，分子，イオン．不安定なため，ほかの分子などから電子を奪い安定化しようとする．

* peroxide value．油脂1 kg中の過酸化物により，ヨウ化カリウムから遊離されるヨウ素量のmg数．

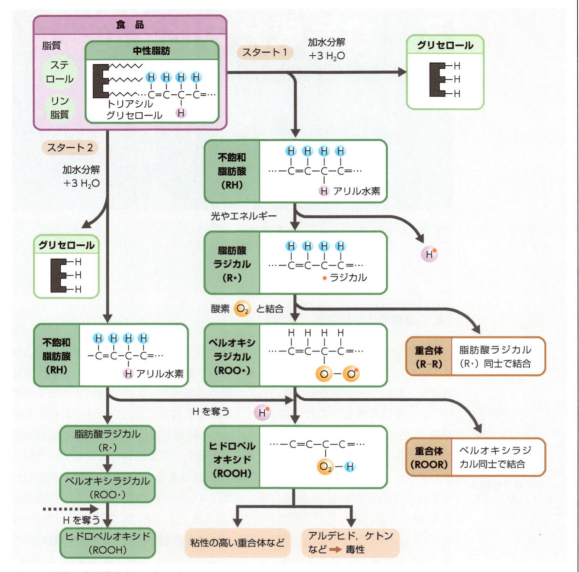

図3.1 油脂の自動酸化（●ラジカル）

れる．**カルボニル価**（COV[*1]）や**チオバルビツール酸価**（TBA[*2]）では，時間経過とともに生じるケトンやアルデヒドなどの二次生成物を定量することができる．さらに脂質の酸化が進むとトリグリセリド（トリアシルグリセロールともいう）からエステル結合が外れ，脂肪酸が遊離する．この遊離脂肪酸の量を**酸価**（AV[*3]）といい，これは油脂の劣化の指標とされる．たとえば，食品の規格基準（厚生労働省）のうち，即席めん類（めんを油脂で処理したものに限る）は，含まれる油脂の酸価が3を超え，または過酸化物価が30を超えるものであってはならないとされている．また，菓子の製造・取扱いに関する衛生上の指導については，「その製品中

[*1] carbonyl value. 油脂1kgに含まれるカルボニル化合物のミリ当量数．
[*2] thiobarbiturate value. 油脂1kgに含まれるマロンジアルデヒドのmg数．
[*3] acid value. 油脂1gを中和するのに必要な水酸化カリウムのmg数．

表 3.1 油脂の酸化されやすさを示すヨウ素価

ヨウ素価：100 g の油脂が吸収するヨウ素の重量をグラム数で示した値．油脂にヨウ素を作用させたとき，不飽和結合に付加するヨウ素量であり，油脂中の不飽和結合の量を示す．この値が 100 以下を不乾性油，100～130 を半乾性油，130 以上を乾性油という．

油	ヨウ素価	油	ヨウ素価
ナタネ油	143.8	米ヌカ油	104.3
ダイズ油	131.7	オリーブ油	84.0
ゴマ油	113.1	ココナッツ油（ヤシ油）	12.6
サフラワー油（紅花油）	105.0		

に含まれる油脂の酸価が 3 を超え，または過酸化物価が 30 を超えるものであってはならない」か，「菓子は，その製品中に含まれる油脂の酸価が 5 を超え，または過酸化物価が 50 を超えるものであってはならない」の両方に適合するものを販売することになっている．

なお，表 3.1 に**ヨウ素価**を示す．ヨウ素価は大きいほど油脂が酸化されやすいことを示す．

C. 油脂の変敗防止

油脂の変敗は空気中の酸素や水分，光，熱，金属イオン，微生物，食品自身が有する酵素，放射線などの作用で起こる．こうした変敗を防止するには，物理的に防止する方法と化学的に防止する方法がある．物理的に防ぐ方法には，**低温貯蔵，光遮断，酸素流入防止**などがあり，具体的には光を透過しない密閉容器に保存する．化学的に防ぐ方法には，**酸化防止剤の添加**があり，たとえば油脂にビタミン E を添加する．

3.2 クロロフィルの化学的変化

野菜や海藻に含まれる緑色の色素成分である**クロロフィル**は，光合成を行う役割をもつ化学物質である．クロロフィルは比較的安定な成分であるが，酸性下で中心部分の Mg^{2+} が 2 つの H（水素原子）に置換し，**フェオフィチン**となる．さらに分解が進むと，フィトール（$C_{20}H_{39}$ の部分）が脱落し，**フェオフォルバイド**という黄緑色の成分に変化する（図 3.2）．クロロフィルを大量に含む食品を摂取したのち，光を浴びると皮膚に炎症を引き起こすことがある（光線過敏症）．これはクロロフィルの分解産物であるフェオフォルバイドが，光照射によって活性型の酸素である一重項酸素（$^1O_2$）を生じ，炎症を引き起こすためである．**クロレラ**などの藻類のうち，フェオフォルバイドを多量に含んでいる場合には，その安全性を確保するために規格基準値が設定されている（厚生労働省：総フェオフォルバイド量 160 mg/100 g 以下）．そのほか，藻類の一種である**スピルリナ**（食用色素として使用される）や**ユーグレナ**（ミドリムシ）も光線過敏症を起こす可能性がある．また，

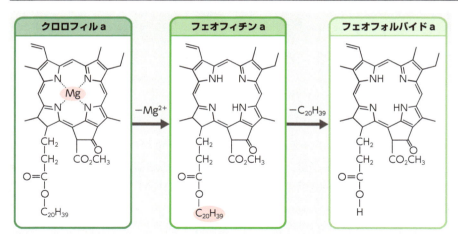

図 3.2 クロロフィルから生じる有害物質

アワビ，サザエなど巻貝の中腸腺摂取でも同じく光線過敏症を起こすことが知られている．これはアワビの餌である海藻のクロロフィルに由来すると考えられている．なお，アブラナ科植物（野沢菜，高菜）の漬け物なども相当量のフェオフォルバイドを含むが，これまでにヒトにおける光線過敏症は報告されていない．

3.3　硝酸態窒素と N-ニトロソアミン類

　肥料過多で汚染された地下水を利用する井戸水や，肥料過多で栽培された葉物野菜などから硝酸態窒素を大量に摂取すると，血液中のヘモグロビンが酸化され，メトヘモグロビン血症などの酸素欠乏症を引き起こす．その安全性を確保するために飲料水などの硝酸態窒素にはそれぞれ基準値が設定されている（厚生労働省の水質基準：硝酸態窒素および亜硝酸態窒素の和として 10 mg/L 以下）．

　また硝酸態窒素は口腔内細菌により亜硝酸塩に変化する．亜硝酸塩は食肉の発色剤として食品に添加されている．亜硝酸塩と，魚介類などに多く含まれるアミン類が，胃腔内のような酸性下で反応することで N-ニトロソアミン類が生じる（図 3.3）．N-ニトロソアミン類は，実験動物で発がん性が確認されている．しかし，

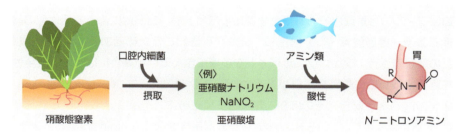

図 3.3 硝酸態窒素の摂取と N-ニトロソアミンの一般的な構造

ヒトが亜硝酸塩を含む食品を摂取した際の影響については，まだ不明な点が多い．

3.4　トランス型不飽和脂肪酸（トランス脂肪酸）

天然の不飽和脂肪酸の場合，一般的にその二重結合部位はシス型（折れ曲がった構造）をとるが，牛や羊などの反すう動物では胃の中の微生物の作用によって，一部は**トランス型不飽和脂肪酸**に変化する（図3.4）．そのため，牛乳やバターなどの乳製品の中にも微量のトランス型不飽和脂肪酸が含まれている．

常温で液体である油（植物油・魚油）から固形油脂を製造するために行われる**水素添加処理**や，サラダ油などの油脂精製時に臭いを取り除くための処理などでもトランス型不飽和脂肪酸を生じる．ショートニングやマーガリンなどの固形油脂を原料にしたパンやケーキなどにもトランス型不飽和脂肪酸が含まれる．トランス型不飽和脂肪酸摂取に伴うリスクとして，虚血性心疾患の発症と認知機能の低下が指摘されている．日本人のトランス型不飽和脂肪酸摂取量は少なく，現在のところ基準は定められていない．

図3.4　不飽和脂肪酸のシス型，トランス型の例：オレイン酸

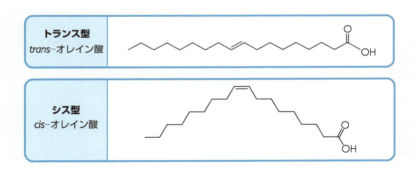

3.5　加熱調理によって生成する発がん性物質

A.　食品の加熱調理によって生成する発がん性物質

魚や肉類などタンパク質性食品を焼いた際の焦げた部分や煙の中には，実験動物において発がん性を示す**ヘテロサイクリックアミン**（heterocyclic amine：HCA）が多種類存在する．このヘテロサイクリックアミンは食品中のアミノ酸のうち，芳香族アミノ酸（トリプトファン，フェニルアラニン）やグルタミン酸などと，筋肉中に存在する有機酸クレアチンが高温環境下で反応することで生成する（表3.2）．

表3.2 タンパク質の焼き焦げで発がん性を示すヘテロサイクリックアミンの各種構造

加熱材料	発がん性物質	構造式
トリプトファン (Trp)	Trp-P-1 (R=CH₃) Trp-P-2 (R=H)	
グルタミン酸 (Glu)	Glu-P-1 (R=CH₃) Glu-P-2 (R=H)	
クレアチンとフェニルアラニン (Phe)	PhIP	
丸干しイワシ	IQ (R=H) MeIQ (R=CH₃)	
牛肉	MeIQx	

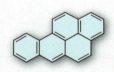

図3.5 ベンゾ[a]ピレンの構造

ヘテロサイクリックアミンのヒトに対する発がん性については調査研究が進行中である.

また，**多環芳香族炭化水素**（polycyclic aromatic hydrocarbons：PAHs）は，有機物質の不完全燃焼などによって生成される環境汚染物質の1つである．加熱された食品中に微量に検出されることが多い．そのうち肉や魚のくん製，直火で調理した肉などに含まれるベンゾ[a]ピレン（図3.5）は発がん性の強い成分として知られている．

B. アクリルアミド

スウェーデン政府は2002年にデンプンや炭水化物を多く含む食材（イモや米など）を，120℃以上の高温で焼く，揚げるまたは煎ることによって，**アクリルアミド**（図3.6）が生じることを発表した．アクリルアミドは神経毒性や発がん性が懸念される化学物質である．アミノ酸の一種であるアスパラギンが，グルコース（ブドウ糖）やフルクトース（果糖）などの還元糖とメイラード反応することによっ

図 3.6 デンプン，炭水化物を高温で調理した際に生じるアクリルアミドの構造

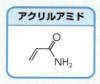

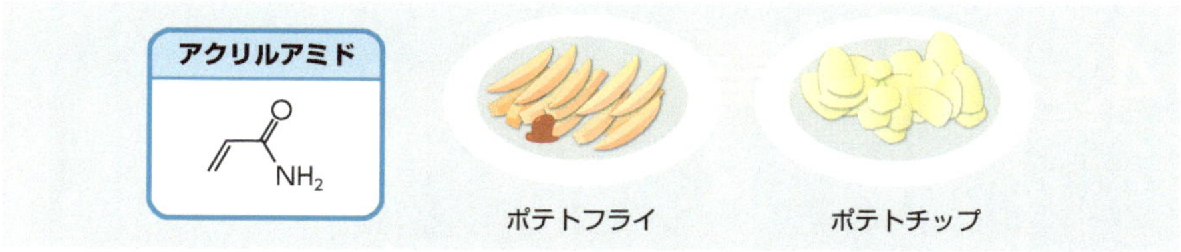

ポテトフライ　　ポテトチップ

てアクリルアミドへ変化することがわかった．また，高温調理をした食材には少なからずアクリルアミドが存在することも報告されている．アクリルアミドは発がん物質であることが食品安全委員会で評価されているが，ありふれた多くの食品に存在し，人類はアクリルアミド含有食品を摂取し続けてきていることから考えると，この物質の人体での発がん性の解明は非常に困難である．

　ヘテロサイクリックアミンやベンゾ[a]ピレン，アクリルアミドといった成分は，加熱の工程において食品中の成分が反応して生成する．そのため，これらを食品から完全に取り除くことは困難である．加熱の工程は食中毒のリスクを低減し，消化を助けるためにも必要不可欠であるが，必要以上に長時間・高温で加熱しないことによって，これらの物質の生成を抑える注意が必要である．

問題 3-1　油脂の変質に関する記述である．正しいのはどれか．1つ選べ．
［創作問題］
（1）水分活性が高いと，脂質の酸化は抑制される．
（2）赤外線より紫外線の方が，油脂の酸化は強く進む．
（3）油脂の変敗により酸価は減少する．
（4）油脂を含む食品が鉄と接触すると，油脂の変敗が抑制される．
（5）カルボニル価は，油脂の変質により低下する．

4. 食中毒

4.1 食中毒とは

　中毒とは毒性物質が体内に入ることによる健康障害を意味する．**食中毒**という場合，物質としてのウイルスや，細菌のような単細胞生物や寄生虫のような多細胞生物の摂取といった**飲食物の経口的摂取による健康障害**を包括的にその対象としている．しかし，食品に起因する心理的・精神的障害については一般には食中毒の範囲とはしない．

　食品衛生法第1条では，「この法律は，食品の安全性の確保のために公衆衛生の見地から必要な規制その他の措置を講ずることにより，飲食に起因する衛生上の危害の発生を防止し，もつて国民の健康の保護を図ることを目的とする」とされ，さらに同法第21条の2には，食品，添加物，器具もしくは容器包装に起因する中毒も食中毒とする旨の記述がある．また同法第68条では，乳幼児が接触することによりその健康を損なう恐れがあるものとして，おもちゃを対象としている．

　すなわち，食中毒とは病因物質の経口的摂取に起因する健康障害と要約することができ，水系感染による疾患についても食中毒の範囲に入ることを意味している．

　WHOでは食中毒に対応する語として foodborne illnesses あるいは foodborne diseases という語を用いている．

問題 4-1　食品衛生に関連する法律や制度についての記述である．正しいのはどれか．［平成18年度協会認定栄養士実力試験問題32］
（1）食品衛生法は，食品のみを対象とする飲食に関する法律をいう．
（2）食品安全基本法は，食品衛生法の下位に位置する．

(3) 栄養士のみが，食品衛生責任者となる資格がある．
(4) ウシ・ウマ・ブタ・ヒツジ・ヤギの食肉の衛生管理は，と畜場法で規制される．
(5) 鳥の中では，ニワトリだけが食鳥検査制度により衛生確保が行われている．

4.2 食中毒の分類

A. 食中毒の分類法

　食中毒はその原因によって，表4.1に示すように微生物による食中毒，化学物質による食中毒，寄生虫による食中毒，自然毒による食中毒に分類することができる．
　わが国の**食中毒統計**では食品衛生法，同法施行令および施行規則の規定により用いられる食中毒事件票（図4.1）の内容に従って，病因物質および原因食品による分類，あるいは原因食品の摂食場所および原因食品を作成，製造した施設，場所による分類も行われている．表4.2には，食品衛生法施行規則第75条に基づいて食中毒事件票に示された病因物質の種別を示す．

表4.1 病因物質による食中毒の分類

*1 アレルギー様食中毒は食品保健行政では化学物質による食中毒として取り扱われるが，細菌の作用によって食品成分から生じ，食品中に蓄積されたヒスタミンなどのアミンが原因となるので，本書では微生物性食中毒の一種として取り扱う．
*2 原虫は微生物であるが，寄生虫でもある．

微生物による食中毒	細菌性食中毒	細菌感染または細菌毒素が原因
	ウイルス性食中毒	下痢症ウイルス，AおよびE型肝炎ウイルスなどが原因
	アレルギー様食中毒[*1]	細菌の作用で生じた，腐敗魚介類などに含まれるアミン類が原因
化学物質による食中毒	化学物質の飲食物への混入，環境汚染物質による飲食物の汚染などが原因	
寄生虫による食中毒	原虫による食中毒[*2]	原虫に汚染された飲食物が原因
	蠕虫類による食中毒	蠕虫類が感染した動物由来の食品，または，蠕虫類に汚染された飲食物が原因
自然毒による食中毒	植物性自然毒食中毒	毒キノコ，有毒植物などが原因
	動物性自然毒食中毒	フグなどの毒魚，毒化貝類などが原因

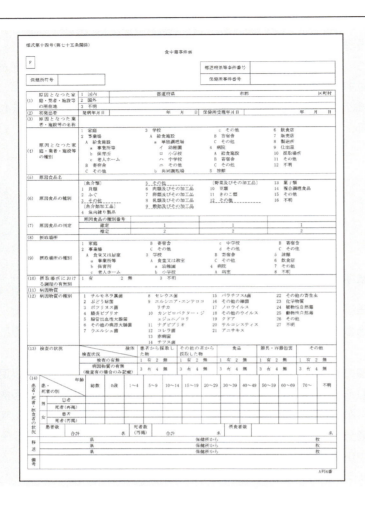

図 4.1 食中毒事件票
（2023 年現在）

表 4.2 食中毒事件票における病因物質の分類項目

* 食中毒事件票における表記．本書の他の部分では，サルモネラ，黄色ブドウ球菌と表記する．

1	サルモネラ属菌*	8	セレウス菌	15	パラチフスA菌	22	その他の寄生虫
2	ぶどう球菌*	9	エルシニア・エンテロコリチカ	16	その他の細菌	23	化学物質
3	ボツリヌス菌	10	カンピロバクター・ジェジュニ/コリ	17	ノロウイルス	24	植物性自然毒
4	腸炎ビブリオ	11	ナグビブリオ	18	その他のウイルス	25	動物性自然毒
5	腸管出血性大腸菌	12	コレラ菌	19	クドア	26	その他
6	その他の病原大腸菌	13	赤痢菌	20	サルコシスティス	27	不明
7	ウエルシュ菌	14	チフス菌	21	アニサキス		

B. 感染症としての食中毒

「感染症の予防及び感染症の患者に対する医療に関する法律」（感染症法）では，感染症を1～5類に類型している．微生物性食中毒および寄生虫による食中毒は，食中毒であると同時に感染症でもある．おもな微生物性食中毒および寄生虫によ

表 4.3 感染症法による食中毒の類型

類型	食中毒（感染症）
1 類	該当感染症なし
2 類	急性灰白髄炎，結核
3 類	コレラ，細菌性赤痢，腸管出血性大腸菌感染症，腸チフス，パラチフス
4 類	E 型肝炎，A 型肝炎，ボツリヌス症，ブルセラ症
5 類	感染性胃腸炎，アメーバ赤痢，クリプトスポリジウム症，クロイツフェルト・ヤコブ病，溶血性レンサ球菌感染症，ジアルジア症

る食中毒の感染症法における類型を表 4.3 に示す．

C. 食中毒の届出と統計

a. 食中毒統計

(1) 食中毒の発生と把握　食中毒発生状況を把握するために，食品衛生法第63条に（巻末付録参照），医師，保健所長および都道府県知事の義務が規定されている．すなわち，①食中毒の患者を診断した医師からの保健所長への届出の義務，②届出を受けた保健所長の都道府県知事への届出の義務と当該食中毒の調査の義務，③都道府県知事の厚生労働大臣への届出の義務である．

　これに基づいて全国から厚生労働大臣のもとに収集された食中毒に関する情報は，月報および年次ごとの報告としてまとめられ公表されている．

　食中毒発生時の報告の流れを図 4.2 に示す．

　しかし，食中毒統計に公表された情報は，事件数と患者数を正確に反映したものではない．その理由は，食中毒になった者のすべてが医療機関を受診するわけではなく，また，医師が該当する事例のすべてを食中毒と判断して届出るとは限らないからである．そのため，食中毒の実数は食中毒統計に公表された数値を大きく上回っており，公表値の 10 〜 30 倍に達するものと推測されている．

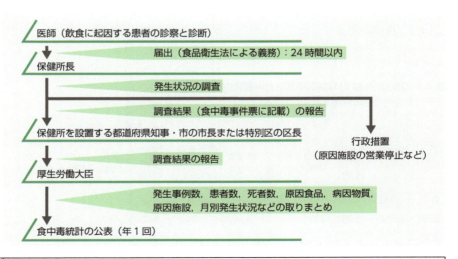

図 4.2　食中毒発生時の行政の対応と措置

> **問題 4-2** 食中毒の分類と統計に関する記述である．誤っているのはどれか．1つ選べ．［創作問題］
> (1) 毒キノコが原因となる食中毒は，化学物質による食中毒に分類される．
> (2) 寄生虫のクドアは，食中毒事件票に記載された病因物質である．
> (3) 腸管出血性大腸菌感染症は，感染症法では3類感染症に分類される．
> (4) 食中毒患者を診断した医師は，保健所長に届け出なければならない．
> (5) 全国で発生した食中毒事件は，厚生労働大臣のもとで集約され公表される．

4.3 食中毒発生状況

A. 2022（令和4）年の状況

a. 病因物質

表4.4に示すように，2022年の病因物質別の事件数は，アニサキス，カンピロバクター，ノロウイルスの順に多い．また，患者数では，ノロウイルス，ウエルシュ菌，カンピロバクター，サルモネラ，アニサキスが多い．この年は1件で患者数500人を超す事件はなかった．

またこの年の合計5人の死者のうち，4人が自然毒による．

b. 原因食品

表4.5に示すように，原因食品別の事件数の上位は，魚介類が最も多く，不明とその他に続いて，複合調理食品，野菜，肉類がこれに続いている．患者数では，その他，複合調理食品，魚介類，肉類，野菜，卵類と続いている．

表4.4 2022（令和4）年病因物質別食中毒発生状況
国外，国内外不明の事例は除く

病因物質	総数	細菌											
		サルモネラ属菌	ぶどう球菌	ボツリヌス菌	腸炎ビブリオ	腸管出血性大腸菌（VT産生）	その他の病原大腸菌	ウエルシュ菌	セレウス菌	エルシニア・エンテロコリチカ	カンピロバクター・ジェジュニ/コリ	ナグビブリオ	コレラ菌
事件	962	22	15	1	—	8	2	22	3	—	185	—	—
患者	6,856	698	231	1	—	78	200	1,467	48	—	822	—	—
死者	5	—	—	—	—	1	—	—	—	—	—	—	—

表 4.4 （つづき）

細菌				ウイルス		寄生虫				化学物質	自然毒		その他	不明
赤痢菌	チフス菌	パラチフスA菌	その他の細菌	ノロウイルス	その他のウイルス	クドア	サルコシスティス	アニサキス	その他の寄生虫		植物性自然毒	動物性自然毒		
—	—	—	—	63	—	11	—	566	—	2	34	16	3	9
—	—	—	—	2,175	—	91	—	578	—	148	151	21	45	102
—	—	—	—	—	—	—	—	—	—	—	3	1	—	—

表 4.5　2022（令和 4）年原因食品別食中毒発生状況
国外，国内外不明の事例は除く

原因食品	総数	魚介類			魚介類加工品		肉類およびその加工品	卵類およびその加工品	乳類およびその加工品
		貝類	ふぐ	その他	魚肉練り製品	その他			
事件	962	3	10	369	—	4	29	2	—
患者	6,865	52	11	682	—	4	227	113	—
死者	5	—	1	—	—	—	1	—	—

表 4.5　（つづき）

穀類およびその加工品	野菜およびその加工品			菓子類	複合調理食品	その他		不明
	豆類	きのこ類	その他			食品特定	食事特定	
2	—	9	26	—	50	15	194	247
27	—	27	198	—	2,060	444	2,687	324
—	—	—	3	—	—	—	—	—

表 4.6　2022（令和 4）年原因施設別食中毒発生状況
国外，国内外不明の事例は除く

全体	総数	原因施設判明	家庭	事業場					学校					
				給食施設			寄宿舎	その他	給食施設					共同調理場
				事業所等	保育所	老人ホーム			単独調理場					
									幼稚園	小学校	中学校	その他		
事件	962	673	130	2	7	12	1	3	1	0	0	2		1
患者	6,856	6,487	183	66	211	622	23	27	21	0	0	56		143
死者	5	4	2	—	—	—	—	—	—	—	—	—		—

表 4.6　（つづき）

学校			病院			旅館	飲食店	販売店	製造所	仕出屋	採取場所	その他	不明
給食施設 その他	寄宿舎	その他	給食施設	寄宿舎	その他								
2	3	4	2	0	0	8	380	87	3	20	0	5	289
57	51	65	43	0	0	245	3,106	154	12	1,323	0	79	369
—	—	—	—	—	—	1	1	—	—	—	—	—	1

c. 原因施設

表 4.6 に示すように，2022 年については，食中毒事件数のうち 70.0% の原因施設が判明しており，飲食店，家庭，販売店，事業場，仕出屋，学校，旅館，その他，病院の順となっている．また，原因施設別患者数については 94.6% が判明しており，飲食店，仕出屋，事業場，学校，旅館，家庭，販売店，その他，病院の順となっている．

B. 食中毒統計の年次推移

a. 総数

(1) 発生件数　食品衛生法の規定による統計が公表されている 1948（昭和 23）年から 2022（令和 4）年までのおよそ 70 年間の年間食中毒発生件数，患者数および死者数の推移を図 4.3 に示す．

食中毒**発生件数**は，1955 年の 3,277 件を最高値として，1960 年以降 1995 年まで漸減を続け，1986 年から 1995 年までの 10 年間は年間 1,000 件を下回り，1993 年には 550 件となり，1995 年に 700 件程度になった（図 4.3）．しかし，後述の理由により 1996 年以降急激に増加し，1998 年には 3,000 件を超えた．そしてその後は減少に転じ，2013 年，2014 年には再び 1,000 件を下回ったが，その後およそ 1,000 件程度で上下している．

1996 年以降の発生件数の急激な増加の理由として，この年に大流行した**腸管出血性大腸菌**食中毒がきっかけとなった国民の食中毒に対する関心の高まり，患者の受診率の高まりによる医師からの届出の増加に加えて，患者数が 1 人のみの事例の届出が増加したことが挙げられる．また，1993 年の水準に戻っていない理由については，1998（平成 10）年にウイルスが病因物質に加えられたことと，その後の PCR 法の発展による**ノロウイルス**検出技術の著しい向上によるものと

図 4.3　食中毒の発生件数，患者数および死者の推移（1948 ～ 2022 年．ただし 1948 年の事件数はデータなし）

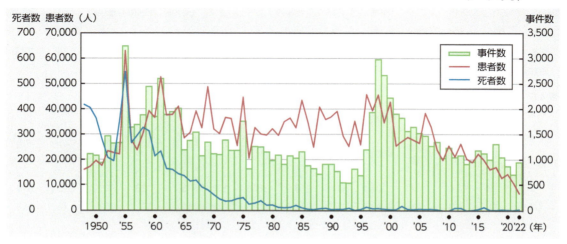

> ## PCR法
> PCR法は，数時間でDNAを数十万倍から100万倍程度に増幅させる方法である．おのおのの病原体に特異的な塩基配列をもったDNA領域をPCR法により増幅させ，増幅されたDNA断片を電気泳動法で検出することによって，病原体を迅速に同定することができる．RNAウイルスの場合は，逆転写酵素でRNAをDNAに変換することによって，同様に迅速同定できる．

考えられている．

(2) 患者数 年間に報告される食中毒患者数は，図4.3に示されるようにほぼ20,000人から50,000人の間を上下し，最近約10年間は20,000人程度で推移している．1事件あたりの患者数は，1960年には約20人であったものが，1990年には40人以上に増加している．食品の製造や流通などの社会構造の変化および食生活様式の変化などが，この現象のおもな原因として挙げられている．

2001年以降の発生件数および患者数の減少傾向の理由として，1900年から2000年にかけて発生した複数の大規模集団食中毒事件による国民の食品衛生への関心の高まりと，それに伴う行政機関による適切な指導監督を挙げることができる．

(3) 死者数 図4.3に示された食中毒による死者数は1955年以降減少傾向が続き，1968年には100人未満となった．さらに1985年以降毎年10人前後で推移し，2009年，2010年には死者0を記録した．

b. 病因物質別

(1) 微生物 1983年から2015年までの微生物性食中毒の年間発生件数および患者数を，それぞれ，図4.4および図4.5に示す．1995年ころまでは，発生件数では腸炎ビブリオ，サルモネラおよび黄色ブドウ球菌によるものが多かった．1997年以後は，カンピロバクター食中毒の発生件数が顕著に増加したものの，患者数に大きな変動はなかった．

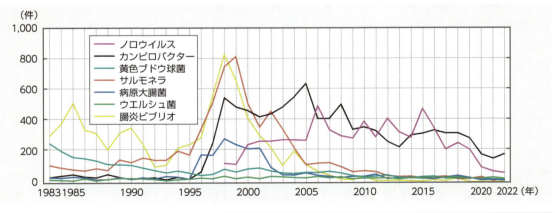

図4.4 微生物性食中毒における病因物質別発生件数の年次推移（1983〜2022年）

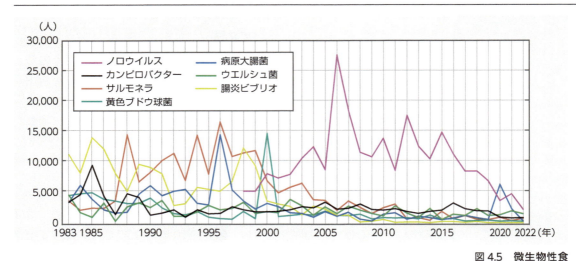

図 4.5 微生物性食中毒における病因物質別患者数の年次推移（1983〜2022年）

　カンピロバクターの発生件数増加は，①1997年に患者数1人の事例も届出対象となったこと，および，②微好気性のため難しかった分離培養が，技術の進歩によって比較的容易に行えるようになったことが大きな理由である．

　また，2000年以後は，**ノロウイルス食中毒**が発生件数でも患者数でも急激に増加し，2003年以後，現在まで，発生件数，患者数の第1位となっている．このノロウイルス食中毒の顕著な増加は，実際の発生件数が増加していることに加えて，電子顕微鏡的観察で行っていたノロウイルス検出法が，高感度・高精度のPCR法に代わったことにもよっていると考えられている．ノロウイルス食中毒では集団発生事件が多いために，1発生事件あたりの患者数も多い特徴がある．なお，ノロウイルスは1997年以後の統計から食中毒病因物質となっている．

　近年の食中毒患者数は，ノロウイルス食中毒がほぼ毎年10,000人を超えて第1位となっており，カンピロバクター食中毒の2,000人がそれに続いている．ウエルシュ菌食中毒は，おおむね1,000〜2,000人で推移している．その他の微生物性食中毒は，全般的に減少傾向にある．

　化学物質による食中毒発生件数は年間10件程度，患者数は100人から200人で推移している．

　動物性および植物性自然毒を原因とする食中毒事件は，合わせて年間100件程度発生し患者数は200人から600人程度となっているが，ほかの食中毒と比較して死者が多い特徴がみられる．

C. 月別統計の年次推移

　図4.6に1993年1月から2015年12月までの**月次別**発生件数および患者数を示す．2000年までは事件数および患者数ともに夏季に多くなる季節変化がみられる．これは，1998年以前はノロウイルスが病因物質に指定されていなかっ

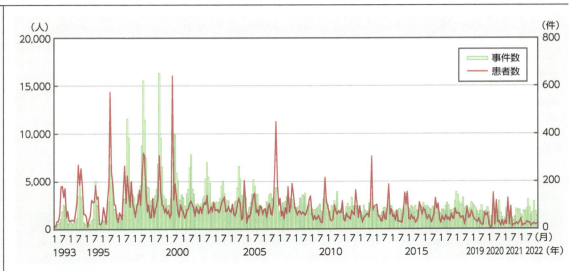

図 4.6　月次別食中毒発生状況（1993〜2022年12月）

たため，それまでは，細菌性食中毒が大半を占めていたことから，細菌の最適増殖温度との関係として理解することができる．

　しかし，2001年以降，患者数の夏季の多発が見られなくなり，2006年度以降，事件数，患者数ともに冬季に発生のピークを移した．さらにここ数年は，事件数の季節的変化が小さくなる傾向がある．この現象のおもな理由は，冬季に多発する傾向が強いノロウイルス食中毒が1998年から統計に加えられ，さらに近年は夏季にもノロウイルス食中毒の発生が多くなったことである．また，住環境の改善により，冬季の室内温度が細菌の増殖に適した温度に保たれるようになったことも季節変動が小さくなった一因として挙げることができる．

> **問題 4-3**　最近の食中毒についての記述である．正しいのはどれか．
> 　［平成18年度協会認定栄養士実力試験問題31］
> （1）食中毒事例における死亡者は，その原因がサルモネラである．
> （2）セレウス菌食中毒は，加熱調理した食品からは発生しない．
> （3）食中毒の患者数は，ノロウイルスによるものが最も多い．
> （4）カンピロバクターによる食中毒の患者数は，急激に減少している．
> （5）腸炎ビブリオ食中毒は，冬季に多くみられる．

4.4　細菌性食中毒

細菌性食中毒は，食品や飲料水中で一定量以上に増殖した細菌，あるいは増殖

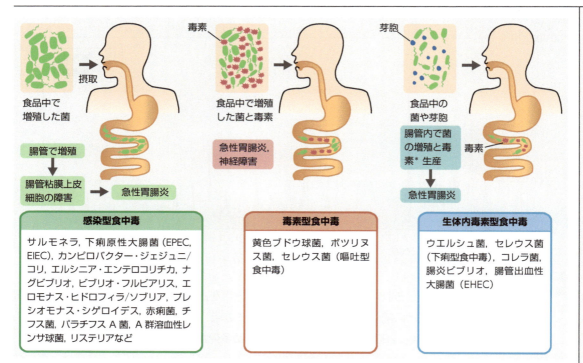

図 4.7 細菌性食中毒の分類と発症経過および原因菌
＊ ウエルシュ菌，セレウス菌ではエンテロトキシン（腸管細胞に毒性を与えるタンパク質性の菌体外毒素），コレラ菌ではコレラ毒素．

した菌が産生し，食品中に蓄積した毒素を，食品とともに摂取することによって起こる．細菌性食中毒は，その発症機構に基づいて，感染型食中毒，毒素型食中毒，生体内毒素型食中毒の3型に分類されている（図4.7）．細菌性食中毒のおもな症状は，多くの場合急性胃腸炎であるが，病因菌によっては，菌が産生した毒素によって神経麻痺症状を呈することもある．

なお，細菌の性状に関する解説は付録1を参照のこと．

A. 感染型食中毒

原因菌が腸管内で増殖することによって起こる食中毒である．これに分類されている細菌のなかには，まだ発症機構が明らかにされていないものがある．このような細菌において，食中毒発症への毒素の関与が明らかになれば，生体内毒素型食中毒菌として再分類される．

a. サルモネラ（*Salmonella*）

サルモネラは腸内細菌科の一属の細菌である．

(1) 菌の性状　サルモネラ（図4.8）は周毛性鞭毛をもったグラム陰性の無芽胞桿菌である．乾燥に対しては比較的抵抗性が強く，環境中での生存率が高い．熱に対しては弱く，60℃，15分間の加熱で死滅する．サルモネラ属には2,500種以上の血清型が知られている．分類学的にはサルモネラ・エンテリカ（*Salmonella enterica*）とサルモネラ・ボンゴリ（*Salmonella bongori*）の2種からなる．サルモネラ・

図 4.8 サルモネラ血清型エンテリティディスの電子顕微鏡写真
[写真提供：増田邦義博士]

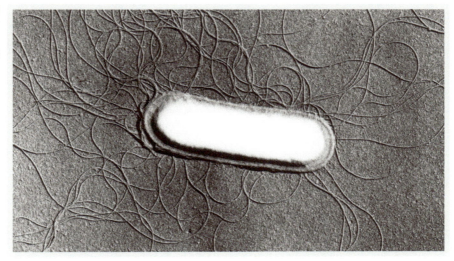

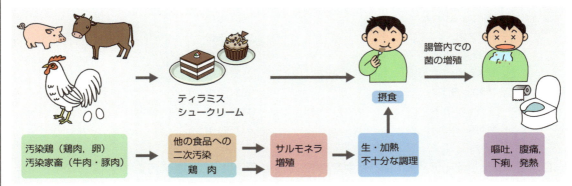

図 4.9 サルモネラのおもな食品汚染経路と食中毒

エンテリカはさらに5亜種（subsp.）に分類されている．ヒトに病原性を示す菌株のほとんどは亜種1（*S. enterica* subsp. *enterica*）に属する．亜種1に属する血清型の菌株にはすべて，エンテリティディス（Enteritidis），ティフィムリウム（Typhimurium）のように，固有名詞がつけられている．

(2) 食品汚染と感染経路 サルモネラは哺乳類，鳥類，爬虫類，魚類，両生類など，ほとんどすべての動物が保菌している．したがって，肉類，鶏卵，酪農製品，魚介類，洋菓子およびこれらから二次汚染した各種の食品など，ほとんどすべての食品がサルモネラによって汚染される可能性があり，サルモネラ食中毒の原因となり得る．なお，最近の調査によれば，サルモネラ汚染は鶏ミンチ肉にとくに多い（汚染率30%程度）．サルモネラのおもな食品汚染経路を図4.9に示す．

わが国のサルモネラ食中毒の最も主要な病因菌は，1988年までは血清型ティフィムリウム（ネズミチフス菌）であった．しかし，1989年以後は血清型エンテリティディスが急増した．その後，現在まで，サルモネラ食中毒の最も主要な原因血清型は**エンテリティディス**となっている（表4.7）．

> **サルモネラの血清型**
>
> サルモネラの抗原構造は，菌体表面に存在するO抗原と，Ⅰ相およびⅡ相の鞭毛抗原（H抗原）の抗原性を組み合わせて決められる．抗原構造と血清型（固有名詞）との関係はKauffmann–Whiteの抗原構造表に示されている．サルモネラに属する菌は，種および亜種名は書かず，「属名である*Salmonella*と血清型の固有名詞」で表記されることが多い．たとえば，血清型エンテリティディスは，学名では*Salmonella enterica* subsp. *enterica* serovar Enteritidisと表記するが，日常的には*Salmonella* Enteritidisと記載される．

表4.7 サルモネラ食中毒における血清型の検出状況（2005～2009年）

血清型	検出数（%）
エンテリティディス	2,227（39.0）
インファンティス	410（ 7.0）
ティフィムリウム	360（ 6.0）
トンプソン	309（ 5.0）
セントポール	303（ 5.0）
モンテヴィデオ	223（ 4.0）
ブラエンデラプ	153（ 3.0）
リットフィルド	118（ 2.0）
型不明	1,677（29.0）

　血清型エンテリティディスによる食中毒急増のおもな原因は，この菌に汚染された鶏卵が増加したことである．

　血清型エンテリティディスによる鶏卵汚染の増加は1986年にイギリスで始まり，比較的短期間で全世界へと波及した．わが国における鶏卵のエンテリティディス汚染増加は，この血清型のサルモネラに汚染された種鶏（ひな）および飼料の輸入が発端であると考えられている．

　わが国における鶏卵可食部のエンテリティディス汚染率は，平均0.03％程度といわれている．新鮮な鶏卵では，汚染されていたとしても，1個あたりの菌数は多くの場合100個以下であり，健常な成人が保蔵状態のよい新鮮なものを摂取するかぎり，食中毒のおそれはほとんどない．

　なお，鶏卵から分離されるサルモネラは，大部分が血清型エンテリティディスであるが，鶏肉からはエンテリティディスのほかに，ティフィムリウム，インファンティスなど多くの血清型が分離されている．

(3) 病原性および症状　　食品とともに摂取されたサルモネラは，回腸粘膜上皮細胞内に侵入し，空胞中で増殖して細胞傷害と毛細血管透過性亢進を起こすために下痢が起こると考えられている．潜伏期は6～48時間で，悪心，嘔吐を初発

症状とし，次いで腹痛と下痢が起こる急性胃腸炎であり，発熱がある重症例では，時に死亡することもある．小児がサルモネラに感染すると，菌血症を併発することが比較的多い．

サルモネラ食中毒の発症には，従来は $10^5 \sim 10^6$ 個以上の菌の摂取が必要であるとされていた．しかし，小児，高齢者や易感染性宿主では $10^{2\sim3}$ 個程度の摂取でも発症することがある．

(4) 発生状況　サルモネラ食中毒は，その他の細菌性食中毒とほぼ同様に6～10月に多発するが，冬季にも発生する．患者数は，1999年までは10,000人を超えることが多かった．2000年以後は減少傾向にあり，2004～2011年には，患者数は4,000人以下，2012年以降は400～900人となり，減少傾向にある．2007年には静岡県で，血清型エンテリティディスによる患者数1,148人の大規模集団食中毒が発生した．仕出し弁当の食材である液卵を37℃を超える調理場で長時間放置（原因菌が増殖）したことと，不十分な加熱が原因であると推測されている．

なお近年，多剤耐性の血清型ティフィムリウム DT104 による食中毒が発生しており，その予防対策が世界的に問題となっている．

(5) 予防法　サルモネラはほとんどの動物が保菌しているので，食品汚染を完全に防止することは不可能に近い．そのため予防法としては，①おもなサルモネラ汚染食品である食肉や鶏卵と他の食品の分別保蔵や，②調理器具や手指を介した食肉から他の食品への二次汚染の防止，③十分な加熱調理が重要である．また，調理後の迅速摂取または摂取までの適切な温度管理も必要である．

サルモネラを死滅させるためには，75℃で1分間以上の加熱が必要である．ゆで卵や卵焼きでは，先に凝固した卵白が卵黄への熱伝導を妨げるために，より長い加熱時間が必要になる．

幼小児，高齢者および糖尿病などの基礎疾患をもつ患者などは，生や半熟の鶏卵の摂取を避けることも大切である．なお，生食用殻つき鶏卵には，生食用であることの表示と，賞味期限の表示が義務づけられている．

マヨネーズ，惣菜，洋菓子，パンなどの製造には液卵が使用されることが多い．液卵は，1個の鶏卵のエンテリティディス汚染を数百個の鶏卵に拡大させて，大規模食中毒の原因となるおそれがある．このような食品の製造施設では，サルモネラ汚染の頻度が非常に低いとされる殺菌液卵の使用が推奨される．未殺菌液卵を使用する場合は，温度管理に十分な注意を払うことがとくに重要である．

b. カンピロバクター・ジェジュニ/コリ (*Campylobacter jejuni/coli*)

カンピロバクターは，1970年代に下痢症患者の糞便中から分離されはじめた．その後，分離培養法の改良によって，下痢症患者から本菌が高率に分離されるようになったために，食中毒菌としての重要性が指摘された．

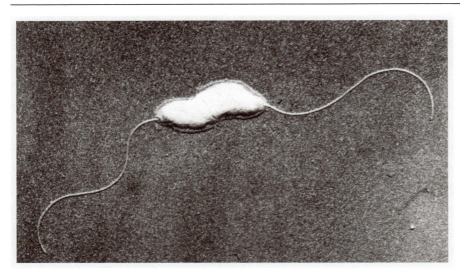

図 4.10 カンピロバクター・ジェジュニの電子顕微鏡写真
［写真提供：増田邦義博士］

(1) 菌の性状 カンピロバクター（図4.10）は，らせん状またはＳ字状に湾曲した，一端あるいは両端に1本の鞭毛をもったグラム陰性桿菌である．微好気性（3～15%酸素存在下で発育）で，25℃以下の温度では増殖しない．乾燥に弱く65℃，数分で簡単に死滅する．

(2) 食品汚染と感染経路 カンピロバクターは人獣共通感染症の病原体で，家畜，家禽，ペット，野生動物，野鳥など，ほぼすべての動物が保菌している．ニワトリ，ウシ，ヒツジ，ヤギの保菌率が高く，食肉が主要な食中毒原因食品となる．なかでも市販鶏肉は，カンピロバクター・ジェジュニによる汚染頻度が高い（66～100%）ため，最も重要な原因食品となっている．わが国では市販牛乳は殺菌されているため，欧米のような牛乳による食中毒の発生例は報告されていない．

(3) 病原性と症状 カンピロバクターの病原因子は腸管粘膜上皮細胞への定着因子と上皮細胞内への侵入因子であるが，その実態はよくわかっていない．しかし，摂取菌数が100個程度の少数であっても食中毒を発症させる．

潜伏期は2～7日で，倦怠感，筋肉痛，発熱を前駆症状として発症し，次いで，水様性下痢，腹痛，嘔吐が起こる．多くの場合1週間程度で回復する．まれに敗血症や髄膜炎を併発することがある．原因となる菌種はカンピロバクター・ジェジュニが大半であるが，カンピロバクター・コリも原因となる．

(4) 発生状況 カンピロバクター食中毒の患者数は，2005年以降約2,500人で推移しており，ノロウイルスに次いで患者数が多くなっている．鶏料理や学校給食が原因となった事例が多いが，潜伏期が長い（2～7日）ために原因食品が特定された事例は比較的少ない．

(5) 予防法 カンピロバクター汚染が著しい鶏肉をはじめ，食肉の生食を避け，十分に加熱調理（65℃以上，数分）することが重要である．汚染食肉から他の食品へ

の二次汚染にも注意する．また，本菌は水環境中では長期間生存しているので，未殺菌牛乳を飲用しないことも必要である．

c. 下痢原性大腸菌（EPEC, EIEC）

EPEC：enteropathogenic E. coli
EIEC：enteroinvasive E. coli

ここでは感染型の**下痢原性大腸菌**の**腸管病原性大腸菌**（EPEC）と**腸管侵入性大腸菌**（EIEC）について述べる．また，生体内毒素型の大腸菌とも比較としてふれるが，詳しくは 4.4C.f 参照のこと．

(1) 病原体　　**大腸菌**（*Escherichia coli*）は周毛性鞭毛をもった無芽胞，通性のグラム陰性桿菌（図 4.20 参照）で，ヒトや動物の大腸に常在する．大部分の大腸菌には病原性はないが，一部の菌株が病原性を発揮する．病原性を有する大腸菌（**病原性大腸菌**）が引き起こすおもな疾患には下痢，尿路感染症，敗血症，髄膜炎などがある．病原性大腸菌は，厳密には，ヒトに感染症を起こす性質をもっているすべての大腸菌をさす語句である．しかし，一般的には下痢原性大腸菌をさすことが多い．現在，5種類の下痢原性大腸菌が知られている（表 4.8）．なお，国の病原体検出情報システムにおける下痢原性大腸菌の分類を，世界的に使われている分類（菌株が保有する病原因子に基づく分類）と整合させるために，2012年1月に分類基準が改訂された．これによって，従来の分類基準ではEPECとなる菌株の一部は，**腸管凝集付着性大腸菌**（EAggEC）に分類される．

(2) 食品汚染と感染経路　　EPECは，おそらく家畜の腸管内に存在し，おもに食肉などの畜産食品を介してヒトに感染すると考えられている．EIECは赤痢と同様の病原性をもっている．この菌が自然界から検出されることはほとんどない．なお，EIECおよび**腸管出血性大腸菌**（EHEC）は，その他の下痢原性大腸菌とは異なって，ヒトからヒトへの二次感染も起こす．

(3) 病原性と症状　　下痢原性大腸菌の病原因子の概略を図 4.11 に示す．経口的に摂取されて腸管に達した下痢原性大腸菌は腸管粘膜上皮細胞に付着し，そこで増殖した菌が上皮細胞に傷害を与えることによって，急性胃腸炎症状が起こる．

1) EPEC　　BFPという線毛とインティミンという外膜タンパク質を介して粘膜上皮細胞に強固に付着する．そして，そこで増殖して上皮細胞微絨毛を破壊し，

表 4.8　下痢原性大腸菌の感染型と生体内毒素型の種類

病原体名		略号	食中毒型
腸管病原性大腸菌	Enteropathogenic *E. coli*	EPEC	感染型
腸管毒素原性大腸菌	Enterotoxigenic *E. coli*	ETEC	生体内毒素型
腸管侵入性大腸菌	Enteroinvasive *E. coli*	EIEC	感染型
腸管凝集付着性大腸菌	Enteroaggregative *E. coli*	EAggEC	生体内毒素型
腸管出血性大腸菌	Enterohemorrhagic *E. coli*	EHEC	生体内毒素型

感染症法（p. 25 参照）では，EHEC食中毒は3類感染症に類型されている．EHEC以外の4種類の下痢原性大腸菌は，一括して「病原大腸菌」として取り扱われ，これによる食中毒は，5類感染症の感染性胃腸炎として取り扱われる．EHECは，ベロ毒素産生性大腸菌 vero (cyto) toxin-producing *E. coli*（VTEC）または志賀毒素産生性大腸菌 Shiga toxin-producing *E. coli*（STEC）といわれるため 4.4C 項で解説する．

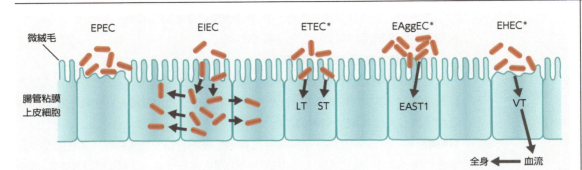

図 4.11 下痢原性大腸菌の感染型と生体内毒素型の腸管粘膜上皮細胞への付着様式と病原因子（模式図）
＊ 毒素型
LT：易熱性エンテロトキシン，ST：耐熱性エンテロトキシン，EAST1：耐熱性エンテロトキシン，VT：ベロ毒素

大腸菌の血清型

大腸菌には多くの血清型がある．現在，菌体表面に存在している O 抗原の抗原構造のちがいによって O1 〜 O181 の，また，H 抗原である鞭毛タンパク質（フラジェリン）の抗原構造のちがいによって H1 〜 H56 の血清型が知られている．腸管出血性大腸菌の多くの菌株が血清型 O157 であるように，下痢原性大腸菌はある特定の血清型をとることが多い．

細胞骨格を障害して，下痢，腹痛，嘔吐，発熱などを起こす．このような上皮細胞の微絨毛を破壊する強固な付着を attaching and effacing（A/E 付着）という．

2) **EIEC** この菌がもっている侵入因子によって上皮細胞内に侵入して増殖する．増殖した菌は隣接する細胞を次々と侵襲・破壊して潰瘍を形成する．その結果，細菌性赤痢と同様の下痢，腹痛，発熱，膿粘血便などの症状が起こる．

最も主要な病原因子が毒素であることが判明している EHEC，ETEC，EAggEC は生体内毒素型食中毒菌（p. 49 参照）として分類した．

EPEC，ETEC および EAggEC は 10^6 〜 10^8 個以上摂取すると発症する．しかし，EIEC および EHEC は 50 〜 100 個程度の摂取でも発症することがある．これがヒトからヒトへの二次感染が起こりやすい理由である．なお，EHEC 食中毒は，その他の下痢原性大腸菌下痢症とは異なって，ほとんどが先進国で発生している．

(4) 発生状況 EPEC 食中毒は毎年 5 〜 10 件の散発事例が報告されている．EAggEC 食中毒事例については，岐阜県の幼稚園，小・中学校での集団発生（1993 年），カンボジアへの団体旅行者の集団発生（2003 年），学校給食が原因となった山梨県の中学校での集団発生（2007 年）などが報告されている．

EIEC 食中毒の発生件数も少ないが，大規模事例としては 1988 年の佐賀県における患者数 670 人の集団発生がある．原因食品は"ごどうふ"（豆乳にデンプンを加え，加熱撹拌したのち，冷水中で固めたもの）と推測されている．

(5) 予防法 　基本的には**細菌性食中毒予防三原則**（食品の細菌汚染防止，増殖防止および加熱処理，p. 56）の徹底である．ETECおよびEHEC食中毒は，比較的規模の大きい集団発生事例が多いので，給食や弁当の調理・製造での**HACCP**（ハサップ）（p. 85参照）の導入による予防対策が求められる．生の食肉やレバーなどの臓物を摂取しないことも重要な予防法である．旅行者下痢症の予防の観点からは，開発途上国への旅行に際しては，水を含む生ものの摂取を避けることに注意する必要がある．また，EIECおよびEHECはヒトからヒトへの二次感染も起こり得るので，患者の糞便や吐物で汚染されたものの消毒や，石けんによる手洗いの励行なども重要である．

d. その他の感染型食中毒菌

(1) エルシニア・エンテロコリチカ（*Yersinia enterocolitica*） 　**エルシニア**はグラム陰性の短桿菌で，発育最適温度は28〜29℃である．本菌には，1A，1B，2〜5の6生物型と58種のO抗原があるが，食中毒のほとんどは，血清型O3と生物型4の組合わせをもった菌株によって起こっている．

　本菌は自然界に広く分布しているが，血清型O3は，ブタの腸内容物から検出されることが多い．したがって，と畜の際に腸内容物で汚染された豚肉が主要な感染源となる．潜伏期は2〜5日で，虫垂炎様の右下腹部痛，発熱，白血球増多が見られる．下痢よりもむしろ軟便が多く，嘔吐も少ない．

　近年，本菌食中毒は非常に少なく，患者数は年間数名にとどまっている．予防法は，食品を十分に加熱することである．また，本菌は冷蔵庫中（0〜5℃）でも増殖するので，豚肉などの長期冷蔵保存は安全ではない．

(2) A群溶血性レンサ球菌 　**レンサ球菌**（*Streptococcus*）は直径1〜2μmのグラム陽性球菌で，β溶血性を示す．IとLを除くA〜Uの19群に分類されており，このうち**A群溶血性レンサ球菌**（*S. pyogenes*）が食中毒の原因ともなる．本菌は化膿レンサ球菌ともいわれ，化膿性扁桃炎，上気道炎などの原因となるが，時に食品を介して感染し，食中毒を起こす．本菌による食中毒の原因は，非衛生的な食品の取り扱いや，本菌に感染している調理従事者からの食品の汚染と，それに続く不十分な温度管理であると考えられている．

　おもな症状は発熱，咽頭痛，頭痛，倦怠感などであり，嘔吐や下痢などは少ない．予防法としては，調理後の食品の適切な温度管理が重要である．

　わが国におけるA群溶血性レンサ球菌食中毒の集団発生は，卵サンドイッチ，仕出し弁当などが原因となっている．発生件数は少ないが，1事例あたりの患者数が多いことが特徴である（表4.9）．

(3) エロモナス・ヒドロフィラ（*Aeromonas hydrophila*）およびエロモナス・ソブリア（*Aeromonas veronii biovar sobria*） 　**エロモナス**は水環境中や家畜の腸管内に存在する運動性のグラム陰性桿菌で，魚介類や肉類が汚染される．本菌による食

表 4.9 A群溶血性レンサ球菌による集団食中毒事例

年	場所	患者数	原因食品	摂食者
2005	神奈川県	229	大学の昼食	オープンキャンパス参加者
2012	愛媛県	46	夏祭りのおにぎり	夏祭り参加者
2013	岐阜県	143	仕出し弁当	病院での医療関係者勉強会参加者

中毒は一般に軽症であるが，ときに赤痢様の下痢を起こすことがある．
(4) **プレシオモナス・シゲロイデス**（*Plesiomonas shigelloides*）　プレシオモナスは，河川，湖沼の水や底泥中に分布している．食中毒事例において，本菌は，腸炎ビブリオやサルモネラなどとともに検出されることが圧倒的に多い．

> **問題 4-4**　細菌性食中毒に関する記述である．正しいのはどれか．1 つ選べ．
> ［創作問題］
> (1) サルモネラは 60℃，15 分間の加熱で死滅しない．
> (2) カンピロバクター食中毒のおもな原因食品は鶏肉である．
> (3) 腸管病原性大腸菌はおもに食肉を介して感染し毒素型食中毒を起こす．
> (4) エルシニア・エンテロコリチカは 5℃以下の温度で増殖しない．
> (5) A群溶血性連鎖球菌食中毒のおもな症状は嘔吐と下痢である．

B. 毒素型食中毒

毒素型食中毒は，食品中で増殖した原因菌によって産生・蓄積された**外毒素**[*1]を，食品とともに摂取することによって起こる食中毒であり，食品内毒素型食中毒ともいわれる．毒素型食中毒の原因菌にはボツリヌス菌，黄色ブドウ球菌，セレウス菌（嘔吐型食中毒）がある．セレウス菌については次項で述べる．

a. ボツリヌス菌（クロストリジウム・ボツリヌム；*Clostridium botulinum*）

(1) 菌の性状　　ボツリヌス菌（図 4.12）は，芽胞[*2]形成性の周毛性鞭毛をもったグラム陽性，嫌気性の大型桿菌である．pH 4.6 以下では本菌の芽胞は発芽しないし，栄養型菌[*3]も増殖しない．

本菌は産生する神経毒の抗原性によって A ～ G の 7 型に分類されている．ヒトに食中毒を起こすのは，大部分が A，B および E 型菌である．

(2) 食品汚染と感染経路　　ボツリヌス菌は，土壌，河川，湖沼などに芽胞として広く分布している．そのため，肉類や野菜など多くの食品が本菌芽胞に汚染される．汚染された食品がボツリヌス菌の増殖に適した嫌気条件になると，芽胞が発芽し，菌が増殖して**ボツリヌス毒素**を産生する（図 4.13）．

環境から検出されるボツリヌス菌には，その分布に地理的な特徴がある．わが国に分布しているボツリヌス菌は E 型菌がほとんどであるが，九州には A 型菌

[*1] 菌体外に分泌される毒素でタンパク質からなっている．分子量は数万～数十万で性状は菌の種類により異なる．強い抗原性を有し，ボツリヌス菌，黄色ブドウ球菌，コレラ菌などが産生する．
[*2] 胞子ともいう．一般に耐久性があり，休眠した状態で存在する．適した環境条件になると発芽し，増殖を始める．
[*3] 芽胞を形成する前の増殖している状態の菌のことをいう．芽胞は発芽して栄養型菌となる．

図 4.12 A 型ボツリヌス菌の電子顕微鏡写真
［写真提供：増田邦義博士］

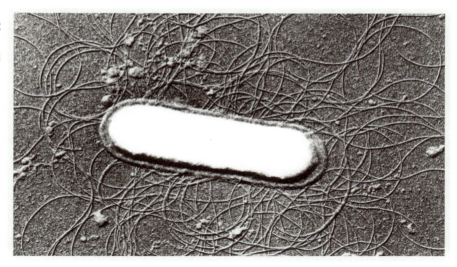

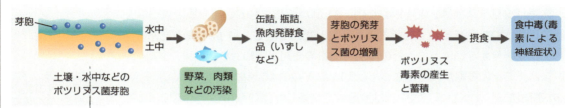

図 4.13 ボツリヌス菌のおもな食品汚染経路と食中毒

> **乳児ボツリヌス症**
>
> 乳児ボツリヌス症は生後 1 年未満の乳児が罹患（りかん）するボツリヌス症で，食品とともに摂取されたボツリヌス菌の芽胞が盲腸〜大腸で発芽・増殖して産生した毒素が吸収されて発症する．したがって，発症機構に基づく分類では，本症は生体内毒素型食中毒となる．乳児ボツリヌス症では，菌が大腸で増殖して毒素を産生する．大腸からの毒素吸収率が低いため致死率は食餌性ボツリヌス症より低く，約 2％である．

も分布する．米国では A，B，E 型，欧州では B，E 型の分布が多い．

(3) 病原性と症状　ボツリヌス菌の病原因子は菌が産生するボツリヌス毒素である．この毒素はタンパク質性の**神経毒**で，80℃，30 分間の加熱で失活する．食品中で増殖した菌によって産生されたボツリヌス毒素は，摂取されたあと，小腸上部で吸収されて血流中に入る．次いで，毒素は副交感神経支配性の神経接合部に到達し，アセチルコリンの遊離を阻害して毒作用を発揮する．初発症状はめまい，視力低下であり，それに続いて言語障害，嚥下（えんげ）困難，四肢の麻痺が起こる．ボツリヌス食中毒は致死率が高く，最終的には呼吸停止で死亡することが多い．

潜伏期は12〜36時間である．近年は，乳児に発生するボツリヌス症が注目されている．なお，乳児ボツリヌス症以外のボツリヌス食中毒は，食餌性ボツリヌス症ともいわれる．

(4) 発生状況　わが国では，おもに"いずし"や"ハスずし"などの魚肉発酵食品を汚染したE型菌による食中毒が年間数件発生している．1987〜2014年12月のわが国における発生状況は，件数26件，患者数61人で，死亡者はない．1984年には熊本県産の"芥子れんこん"を原因食品とするA型菌による集団食中毒が発生し，患者36人のうち11人が死亡した．また，1998年には，イタリア産瓶詰オリーブが原因となったB型菌による集団食中毒（患者数18人）が発生した．2012年3月の鳥取県での食中毒事例（患者数2人）は，岩手県産の"あずきばっとう"（ぜんざいの餅の代わりに平打ちのうどんが入った食品）が原因食品であった．なお，近年，E型ボツリヌス毒素を産生するクロストリジウム・ブチリカム（*C. butyricum*）によるボツリヌス食中毒が世界各地で報告されている．

乳児ボツリヌス症は，2011年までに31例が確認されている．原因食品は芽胞に汚染されたハチミツであることが多かった．しかし，「1歳未満の乳児にはハチミツを与えないように」との厚生労働省の通知が周知された結果，2004年以後ハチミツの摂取が原因となった症例はない（2014年現在）＊．

(5) 予防法　ボツリヌス食中毒は食品中で増殖した菌が産生した毒素によって起こるので，食品中での芽胞の発芽・増殖を抑制することが重要である．瓶詰，缶詰，魚肉発酵食品，くん製などの長期保存する自家製食品は，ときに本菌芽胞に汚染されていることがある．このような食品は嫌気性菌の増殖に適しているので，注意が必要である．ボツリヌス毒素は熱に不安定なため，摂取前の食品の加熱も有効な予防手段となる．

乳児ボツリヌス症の予防は，芽胞に汚染されている可能性がある食品（ハチミツ，コーンシロップ，野菜ジュースなど）の摂取を避けることである．

b. 黄色ブドウ球菌（スタヒロコッカス・アウレウス；*Staphylococcus aureus*）

黄色ブドウ球菌は健康なヒトの鼻腔，咽頭，腸管などにかなりの高率で保菌されている．多くは化膿性疾患の原因となるが，食中毒の原因にもなる．

(1) 菌の性状　黄色ブドウ球菌（図4.14）は直径0.8〜1.0 μmの通性，非運動性のグラム陽性球菌で，ブドウの房状に配列する．本菌は，エンテロトキシンおよびコアグラーゼを産生し，10％食塩存在下でも増殖する（耐塩性）．

(2) 食品汚染と感染経路　黄色ブドウ球菌による食品汚染の主要な原因は，食品取扱者である．特に調理従事者の手指の黄色ブドウ球菌による化膿巣が最も重要な汚染源である（図4.15）．その他，調理器具，食材，ふきんなどからの食品汚染も起こる．わが国では，本菌食中毒の原因食品は，おにぎり，弁当などの穀類および複合調理食品が最も多い．欧米では食肉類，卵製品，乳製品，サラダなど

＊ 2017年2月，生後5か月の乳児にハチミツの摂取による乳児ボツリヌス症死亡1例が報告されている（国立感染症研究所）．

図 4.14 黄色ブドウ球菌の走査電子顕微鏡写真
[写真提供：増田邦義博士]

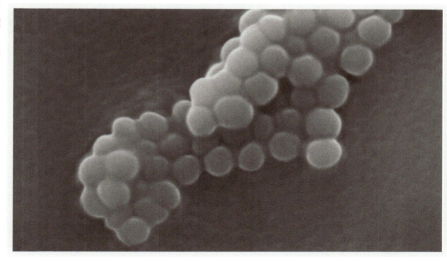

図 4.15 黄色ブドウ球菌のおもな食品汚染経路と食中毒

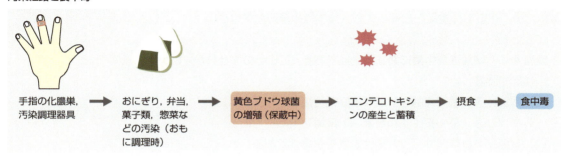

手指の化膿巣，汚染調理器具 → おにぎり，弁当，菓子類，惣菜などの汚染（おもに調理時）→ 黄色ブドウ球菌の増殖（保蔵中）→ エンテロトキシンの産生と蓄積 → 摂食 → 食中毒

が原因となることが多い．

(3) 病原性と症状　黄色ブドウ球菌による食中毒は，食品中で増殖した菌が産生した**エンテロトキシン**を食品とともに摂取することによって起こる．この毒素にはA～Eの5種類があり，Cはさらに，等電点の異なるC_1～C_3型に分けられる．本菌食中毒は，食品1g中のエンテロトキシン濃度が0.01～1.2 mgになると起こるといわれている．エンテロトキシンAを産生する菌と，エンテロトキシンAとDの両者を産生する菌が原因となることが多い．潜伏期は短く1～6時間である．多くは3時間前後で発症し，悪心，嘔吐，腹痛，下痢などが起こる．経過は良好で普通1～3日で回復する．

(4) 発生状況* 　黄色ブドウ球菌食中毒の患者数は，1984年までは年間5,000人程度であった．それ以後は減少傾向となり，1992年からは，おおむね患者数2,000人未満で推移している．しかし2000年には，大阪府を中心に，エンテロトキシンA型による患者数13,420人（うち死者1人）の極めて大規模な集団食中毒事件が発生した．原因食品が，大手乳業メーカーのHACCP認定工場で製造された低脂肪乳などの乳飲料であったため，大きな社会問題にもなった．

* 2016年5月，熊本地震の指定避難場所である熊本市内の小学校で提供された「おかかおにぎり」を摂取した避難者，災害ボランティア，児童の37名のうち，34名が黄色ブドウ球菌による食中毒を発症している．

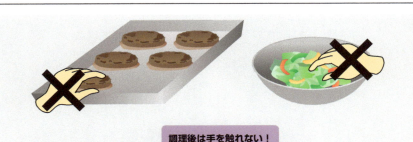

図 4.16　黄色ブドウ球菌の予防法の例

調理後は手を触れない！

(5) 予防法　黄色ブドウ球菌食中毒は，調理済食品の摂取によって起こることが多い．そのために，加熱調理後の食品には直接手を触れないことが最も重要である（図4.16）．また，手指，鼻咽頭や皮膚に存在する菌による食品汚染の防止のためには，食品取扱者の手洗い，手袋，マスクや帽子の着用が大切である．なお，本菌のエンテロトキシンはタンパク質毒素であるが，100℃で加熱しても失活しないため，摂取前に食品を加熱しても，食中毒の予防効果はない．

> **問題 4-5**　細菌性食中毒に関する記述である．正しいのはどれか．1つ選べ．
> 　［創作問題］
> （1）ボツリヌス菌は芽胞を形成する好気性菌である．
> （2）ボツリヌス菌の産生する毒素は下痢毒で易熱性である．
> （3）黄色ブドウ球菌はグラム陽性球菌で耐塩性である．
> （4）黄色ブドウ球菌の産生する毒素は神経毒で易熱性である．
> （5）細菌の産生する毒素は外毒素とよばれ脂質からなっている．

C.　生体内毒素型食中毒（中間型）

　生体内毒素型食中毒は，食品に混入した細菌が食品とともに摂取され，腸管内で細菌が増殖して産生した毒素によって引き起こされる．この食中毒は，感染型食中毒と同じように体内で菌が増殖した後，体内で産生された毒素が原因となるために中間型食中毒ともいわれている．原因菌は，腸管内で毒素を産生するコレラ菌，腸管出血性大腸菌，芽胞を形成する細菌などである．

a.　生体内毒素型食中毒の特徴
　生体内で菌が増殖することにより発症するため，（食品内）毒素型に比べ潜伏期間が長く，発症までに時間がかかる（表4.10）．

b.　芽胞を形成する細菌
　細菌は，乾燥した土壌中や生育に適さない温度状態に置かれたとき，また薬剤などによりその生育環境が変化して増殖に適さなくなると，細菌の細胞内に胞子

表 4.10 生体内毒素型食中毒の特徴と症状
cfu：細菌のコロニー数．コレラ菌については後述．

	ウエルシュ菌	セレウス菌 下痢型	セレウス菌 嘔吐型（食品内毒素型）	コレラ菌（ナグビブリオ）	腸管出血性大腸菌
発症菌量	$10^8 \sim 10^9$ cfu	$10^5 \sim 10^8$ cfu/g	$10^5 \sim 10^8$ cfu/g	$> 10^6$ cfu	50 cfu
潜伏期間	6～18時間	8～16時間	0.5～6時間	1～3日	4～8日
発症期間	1～2日	12～24時間	6～24時間	6～7日	12～24時間
原因食品	野菜，魚介類，食肉	ソーセージ，肉類，野菜類，乳製品類	チャーハン，焼きそば，スパゲティーなど	沿岸水，生カキ	生肉，加熱不十分な牛レバー
原因毒素	エンテロトキシン	下痢毒	嘔吐毒（セレウリド）	耐熱性エンテロトキシン，耐熱性溶血毒様毒素など	ベロ毒素
死滅条件			pH 4.5以下で12時間，60℃で2.65分		75℃，1分間以上の加熱

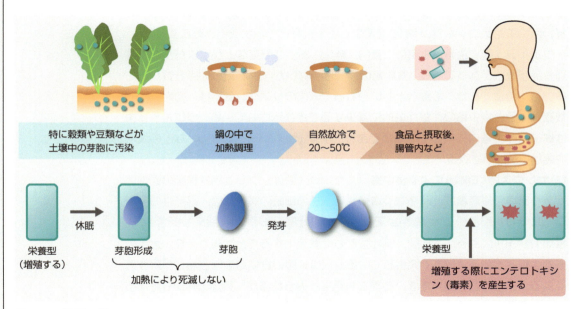

図 4.17 細菌の芽胞形成と生体内毒素の産生

に似た球状の構造体（芽胞）をつくる（図 4.17）．芽胞は，加熱や乾燥などに強い抵抗性を持ち，発育に適した環境になると栄養型細胞となって再び増殖する．すなわち，食品に混入した細菌の芽胞は，その食品が100℃で加熱されても死滅せず，やがて適温になると再び増殖する．

芽胞を作る代表的な細菌（表 4.10）は，おもに**クロストリジウム属**（ウエルシュ菌，ボツリヌス菌）と**バチルス属**（セレウス菌）である．

c. 芽胞形成菌による食中毒発生のメカニズムとその予防方法

芽胞形成菌による食中毒を防ぐためには，できるだけ菌を食品に付着させないように心がけなければならない．しかし，菌の付着を完全になくすことは困難なので，食中毒発生のメカニズムと予防方法を理解することが大切である（表 4.11）．

表 4.11 ウエルシュ菌による食中毒発生の予防方法

対　策	具体的な方法
空気に触れるように調理・保蔵（無酸素状態で菌は増殖するため）	調理するときは，よくかきまわす できるだけ底の浅い容器に入れて保蔵する
前日調理や室温放置は避ける	調理後は早めに食べる
急速冷凍または低温保蔵する	保蔵するときはすぐに冷却し，冷蔵庫に入れる
再度加熱	保蔵後の食品を食べる前に再度加熱する

(1) ウエルシュ菌による食中毒　　ウエルシュ菌は，グラム陽性桿菌の嫌気性菌であり，酸素に曝露されると急速に死滅するが，その芽胞は死滅しないため食中毒の原因となる．本菌による食中毒は，特に大量調理加工品（カレーやシチュー）が多く，加熱や沸騰によって食品の中心部が無酸素の状態になり，食品の温度が発育に適した温度（50℃）まで下がると発芽して急速に増殖を始める．食品の中で増殖したウエルシュ菌は，食べ物とともに胃を通過して小腸内で増殖後，芽胞への移行時にエンテロトキシン（毒素）を産生して下痢などの症状を引き起こす．

　ウエルシュ菌による食中毒は，食肉，魚肉，および野菜などが含まれた加熱調理食品が原因となっており，食中毒の件数は少ないが1件あたりの患者数が最も多いのが特徴であり，給食病ともいわれる．米国のリスク評価では，初期汚染菌数を下げると食中毒の件数が劇的に減少することが示されている．ウエルシュ菌は健常者の腸管内に常在する細菌であり，家畜（ウシ，ブタ，ニワトリ）などの糞便や魚からも検出される．

(2) セレウス菌（下痢毒）による食中毒　　セレウス菌は，グラム陽性桿菌の通性菌であり環境の酸素濃度と関係なく増殖する．この細菌の病原性は，易熱性の下痢毒（エンテロトキシン，生体内毒素型）と耐熱性の嘔吐毒（セレウリド，食品内毒素型）の2種類（表4.10）による．下痢型，嘔吐型ともに重症化することは稀であり，大半の事例は軽症である．日本で発生しているセレウス菌の食中毒はほとんどが嘔吐毒による．また，この食中毒は，冬季でも発生がみられるが，気温の高い6月から10月に多発する．セレウス菌は，土壌の表面から10 cmまでの表層に多く分布し，芽胞として存在している．また，土壌由来の芽胞は空中にも浮遊して存在している．健康なヒトの14～15％の糞便からも検出される．セレウス菌は，製菓工場，鶏肉小売店，仕出弁当施設，また学校給食施設や病院の厨房内にも存在しているため，食品の品質と保存性に大きな影響を与える．しかし，食品一般に含まれるセレウス菌の量はそれほど多くない．

d．腸炎ビブリオ

(1) 腸炎ビブリオ（ビブリオ・パラヘモリティカス；*Vibrio parahaemolyticus*）　　1950年に大阪府で発生したシラス食中毒の原因菌として発見された．

　1) 菌の性状　　腸炎ビブリオ（図4.18）は，菌体の一端に1本の鞭毛（極単毛）を有する通性のグラム陰性桿菌である．3％食塩存在下でよく増殖する（好塩性）が，

> **腸炎ビブリオの発見は日本人**
>
> 1950年（昭和25）年大阪府で，シラス干し食中毒事件が発生した．死者20人，総患者数277人に及ぶ事件で，原因が解明されない状態が続いていた．大阪大学微生物病研究所の藤野恒三郎教授が依頼を受けて特別な方法を使って腸炎ビブリオを検出することに成功した．
>
> 腸炎ビブリオを赤血球を加えた血液寒天平板培地に摂取し増殖させると，赤血球を溶かす（溶血）現象が起こることがある．これを神奈川現象といい，その原因としてタンパク質性の毒素である耐熱性溶血毒（TDH）が見出された．この毒素が腸管上皮細胞を壊すため，腸管内に粘液や血液が漏出し粘血便を引き起こす．

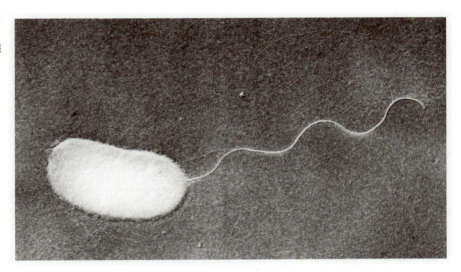

図4.18 腸炎ビブリオの電子顕微鏡写真
［写真提供：増田邦義博士］

真水中では速やかに死滅する．寒天培地上での発育初期には周毛性鞭毛を産生することがある．

最適条件下では，約10分で分裂するので発育速度は極めて速いが，15℃以下の温度では増殖しない．

2) 食品汚染と感染経路 腸炎ビブリオは沿岸の海水域に生息している菌で，外洋ではほとんど検出されない．冬季は海底の泥中で越冬し，海水温度が17℃以上になると増殖を始めるといわれている．本菌による食中毒の原因食品は，おもに海産の魚介類およびその加工品である．調理器具や手指を介して二次汚染されたその他の食品が原因となることもある（図4.19）．

3) 病原性と症状 経口摂取された菌は腸管内で増殖し，数種の病原因子を産生する．最も重要な病原因子は耐熱性溶血毒（Vp-TDH）である．Vp-TDHは溶

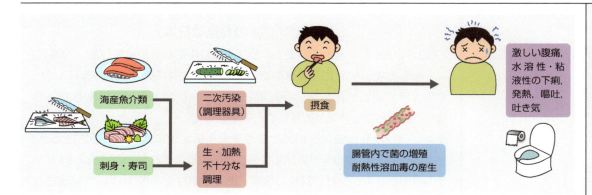

図4.19 腸炎ビブリオのおもな食品汚染経路と食中毒

血作用のほかに，腸管毒性，致死活性を有しており，この毒素によって下痢などの症状が起こる（図4.19）．

発症には $10^7 \sim 10^9$ 個以上の多量の菌の摂取が必要であるとされている．潜伏期間は10〜18時間で，激しい上腹部痛と水様性下痢，時に血便も起こる．しばしば発熱（37〜38℃）や嘔吐，吐き気がみられる．通常1〜3日で回復するが，まれに心筋異常によって死亡することもある．

4）発生状況 腸炎ビブリオ食中毒は，1991年まではわが国における全食中毒の30％を占め，最も高い頻度で発生していた．それ以後，年間患者数は減少傾向となり，2002〜2007年は約1,300〜2,800人，2008年以降は激減して100〜600人の間を推移し，2014年は47人であった．

腸炎ビブリオ食中毒の特徴は，6〜9月の夏期に集中して発生しそれ以外の時期にはほとんど発生しないことである．その理由の一つは，腸炎ビブリオが海水温が低いと増殖しないからである．

5）予防法 腸炎ビブリオ食中毒の予防法としては，魚介類の低温保存，調理器具などを介した他の食品への二次汚染の防止が重要である．腸炎ビブリオは真水に対する抵抗性が弱いために，調理前に食品，特に魚介類を水道水でよく洗うことも有効である．

e．その他のビブリオ

(1) ナグビブリオ（*Vibrio cholerae* non-O1） ナグ（NAG）ビブリオは，血清型O1のコレラ菌に対する抗血清によって凝集しないコレラ菌で，*V. cholerae* non-O1ともいう．おもに淡海水域に生息している．

ナグビブリオ食中毒の症状は，水様性下痢，腹痛，嘔吐，発熱などで，時に粘血便が見られる．

(2) ビブリオ・バルニフィカス（*Vibrio vulnificus*） ビブリオ・バルニフィカスは沿岸海水域に生息し，汚染された魚介類の摂取や皮膚の創傷などから感染する．健常成人での発症はほとんどないが，慢性肝疾患，糖尿病やヘモクロマトーシス

（血色症）の患者，鉄剤服用者では感染・発症の危険性が高い．症状は，悪寒，発熱，紫斑，水疱，血疱などの皮膚所見，血圧低下，敗血症を起こし，重篤な経過をとる．

f. 生体内毒素型の大腸菌

感染型の下痢原性大腸菌と異なり，毒素型の大腸菌として**腸管毒素原性大腸菌**（**ETEC**），**腸管凝集付着性大腸菌**（**EAggEC**），**腸管出血性大腸菌**（**EHEC**）がある（図4.20）．

ETEC：Enterotoxigenic *E.coli*
EAggEC：Enteroaggregative *E.coli*
EHEC：Enterohemorrhagic *E.coli*

(1) 食品汚染と感染経路

1）ETEC下痢症は，熱帯・亜熱帯地方の開発途上国における最も重要な感染症の1つである．開発途上国では飲料水を介した水系感染が多いが，わが国では給食や仕出し弁当が原因であることが多い．

2）EHECはおもにウシ，ヒツジなどの家畜の腸管内に存在している．EHEC食中毒の原因食品は，以前はハンバーガーなどの畜産食品であることが多かった．しかし，近年はEHECで汚染された畜産食品や，EHECをもっているウシやヒツジなどの糞便から二次汚染されたいろいろな食品が原因となった事例も多い（図4.21）．

3）EAggEC下痢症は開発途上国の乳幼児によく見られるが，本菌の自然界での分布は不明である．

(2) 病原性と病状

1）ETEC　定着因子（CFA）である線毛によって上皮細胞に付着して増殖し，易熱性エンテロトキシン（LT），耐熱性エンテロトキシン（ST）のどちらか一方または両方を産生して，下痢や腹痛を起こす．LTはコレラ毒素とほぼ同じものである．

2）EAggEC　AAF/Iという線毛によって上皮細胞に凝集塊状に付着する．そ

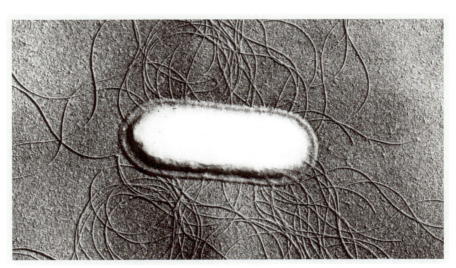

図4.20　腸管出血性大腸菌O157：H7の電子顕微鏡写真
［写真提供：増田邦義博士］

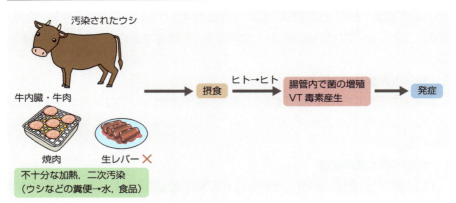

図4.21 腸管出血性大腸菌EHEC（VT産生）の原因食品と汚染経路
腹痛と下痢（軽症〜重症），重症例では血便，HUSや脳症などを併発し，死に至るものまである．小児・高齢者では重症化しやすい．

項目	腸管毒素原性大腸菌（ETEC）	腸管出血性大腸菌（EHEC）
潜伏期	12〜72時間	1〜14日
主要症状	腹痛，発熱，嘔吐，水様性下痢	腹痛，水様性下痢，血便，溶血性尿毒症症候群（HUS）
感染部位	空腸，回腸	回腸〜結腸
保菌宿主	おもにヒト	家畜（ウシ，ヒツジに多い）
原因食品	一般食品，飲料水	食肉，一般食品
主要血清型	O6，O25，O148，O169など	O1，O26，O104*，O111，O157など

表4.12 毒素原性大腸菌および腸管出血性大腸菌食中毒の特徴
＊ 腸管凝集付着性のEHEC

こで増殖して産生された耐熱性エンテロトキシンEAST1によって下痢が起こる．

　3）**EHEC**　　EPECと同様に上皮細胞にA/E付着し，そこで増殖した菌が産生する**ベロ毒素**（VT）の作用によって激しい腹痛や出血性大腸炎を起こす．幼小児や高齢者が感染すると，**溶血性尿毒症症候群**（**HUS**）を併発して死亡することもまれではない．ベロ毒素には1型と2型があるが，毒作用の機序は同じである．1型毒素は志賀菌（*Shigella dysenteriae*）が産生する志賀毒素と同一のものである．

　表4.12にETECとEHEC食中毒の特徴を示す．

（3）発生状況　　ETEC食中毒は毎年10〜20件発生しており，そのうち数件が集団発生で，給食や仕出し弁当が原因であることが多い．ETECはおもに東南アジアの開発途上国への旅行後に発症する"旅行者下痢症"の最も主要な原因菌でもある．

　わが国においては，1996年に全国的にEHEC集団食中毒が多発した．特に，大阪府堺市の小学校62校で発生した給食が原因となった事例は，患者数が5,700人を超える世界でも類を見ない大規模なものであった．この年の患者総数は9,451人に達し，12人が死亡した．EHEC食中毒は，これ以後も年間数件から数十件の集団事例が発生している．2008〜2014年には増減はあるが，年間患者数は100〜800人で推移している．原因菌の血清型はO157が大部分であったが，近年はO26やO111が増加してきている．

　2011年4月に，富山，福井，石川，神奈川各県にある焼肉チェーン店6店舗

HUS：hemolytic-uremic syndrome

でのユッケ喫食者に広域集団食中毒が発生した．原因病原体は EHEC O111 で，患者数は 181 人（うち死者 5 人）であった．食材である牛肉の卸元および店舗での不適切な取り扱い（ユッケ用牛肉のトリミング非実施，冷蔵庫中での肉同士の接触，包丁・まな板をレバー処理にも使用など）による原因菌の汚染拡大が，広域集団食中毒発生につながったものと考えられている．この事例では，HUS 発症者が 32 人 (17.6%) で，EHEC 感染による平均的な HUS 発症率（3～4%）に比べて，極めて高いことが特徴である．本事例では，患者から EHEC O157 も分離されたが，腸管病変に強く関与したのは O111 であると考えられた．なお，この事件を契機として，同年 10 月に生食用食肉（牛肉）の規格基準が設定され，2012 年 7 月には飲食店での牛生レバーの提供が禁止された．

> **問題 4-6** 細菌性食中毒に関する記述である．正しいのはどれか．1 つ選べ．
> ［創作問題］
> (1) ウエルシュ菌は芽胞を形成するグラム陰性桿菌である．
> (2) セレウス菌の産生するセレウリド（嘔吐毒）は易熱性である．
> (3) 腸炎ビブリオ食中毒のおもな原因食品は食肉である．
> (4) 腸管出血性大腸菌の生産する毒素は神経毒である．
> (5) ベロ毒素によって乳幼児は溶血性尿毒症症候群を起こすことがある．

D. その他の病原菌による食中毒

a. 3 類感染症起因菌による食中毒

(1) 赤痢菌

赤痢菌（*Shigella*）は 3 類感染症である細菌性赤痢の病原体で，通性，無芽胞，非運動性のグラム陰性桿菌である．本菌は血清学的性状によって 4 亜群に分けられる（表 4.13）．

志賀菌は外毒素として志賀毒素を産生する．これは腸管出血性大腸菌が産生する 1 型ベロ毒素とまったく同一のものである．

1) 感染経路，症状と予防法 代表的な便（糞）口感染症である細菌性赤痢は，患者または保菌者の糞便から直接感染するか，汚染された手指，食品，食器，飲料水，便所のドアの取っ手やタオルなどを介して感染する．

表 4.13 赤痢菌の亜分類

亜群	細菌名	学名
A	志賀菌	*S. dysenteriae*
B	フレキシナー菌	*S. flexineri*
C	ボイド菌	*S. boydii*
D	ソンネ菌	*S. sonnei*

通常2～3日の潜伏期を経て発症する．おもな症状は腹痛，下痢，発熱で，重症例では膿粘血便を伴う．しかし近年は，単に下痢だけに終わる軽症例や，無症状例（健康保菌者）が多くなっている．幼小児が感染すると，時に中枢神経および循環器障害を伴う"疫痢"の経過をとり，死に至ることもある．食中毒としての細菌性赤痢は感染型食中毒に分類される．

細菌性赤痢の予防法としては，加熱調理はもちろん，食品取り扱い施設（場所）を清潔に保つことや，食品取扱者や調理従事者の手洗いの徹底がとくに重要である．個人においても調理前や飲食前の手洗いの励行が大切である．

2）発生状況　細菌性赤痢は開発途上国では現在もなお多発している．最近のわが国における患者発生数は，多くは年間500人未満となっている．しかも，その約70％はおもに東南アジアでの国外感染事例，すなわち輸入感染症である．

(2) コレラ菌

コレラ菌（Vibrio cholerae）は通性，極単毛性鞭毛を有するバナナの房状のグラム陰性桿菌である．分類学上のコレラ菌には非常に多くのO血清型がある．コレラの原因となる菌は，従来は血清型O1のうちのコレラ毒素を産生する菌だけであるとされていた．しかし，1992年にインド，バングラデシュなどで大流行したコレラの原因菌は血清型がO139であったため，O139ベンガル型コレラ菌（V. cholerae O139 Bengal）と名づけられた．

コレラ菌（V. cholerae O1）には，O抗原の型特異因子によって分類される血清型と，生物学的性状によって分類される生物型（古典型とエルトール型）がある（表4.14）．現在，東南アジアや日本での流行株は，生物型がエルトール型であるにもかかわらず，古典型コレラ毒素を産生するV. cholerae O1エルトール変異株がほとんどである．

1）感染経路，症状と予防法　コレラは3類感染症である．コレラ菌で汚染された水や食品を摂取したのち，菌が小腸下部の粘膜上皮細胞に定着して増殖し，外毒素を産生することによって発症する．コレラ発症にかかわる最も主要な外毒素はコレラ毒素である．したがって，食中毒としてのコレラは生体内毒素型食中毒に分類される．

典型的なコレラの症状は，米のとぎ汁様の激しい下痢による重度の脱水と，それに伴う電解質の欠乏であるが，単に軽い下痢または軟便で終わることも多い．

項目	古典型*	エルトール型
ポリミキシンB感受性	＋	－
ニワトリ赤血球凝集反応	－	＋
フォーゲス・プロスカウエル反応	－	＋
クラシカルIVファージ感受性	＋	－
エルトールVファージ感受性	－	＋

表4.14　コレラ菌の生物型（古典型とエルトール型）の性状
＊　従来はアジア型といわれていた．

海外のコレラ汚染地域での予防法としては，生水，非加熱食品，加熱調理食品でも冷めたものを摂取しないことが有効である．

2) 発生状況 わが国における近年のコレラ集団発生は，1989年の名古屋市における事例（患者数44人）がある．1995年には，バリ島旅行からの帰国者にコレラが多発し，患者・健康保菌者を合わせると296人に達した．最近はコレラは減少し，患者数は年間10人程度となっている．わが国では，過去にはコレラ患者のほとんどは東南アジアやインドなどへの海外渡航者に限られていた．しかし近年，患者の約30%は海外渡航歴はなく，国内で感染している．

なお，細菌性コレラは，2007年の感染症法の改正によって，2類感染症から3類感染症へと類型が変更された．これに伴う検疫法の改正によって，コレラが検疫対象疾患から除外されたために，入国者や輸入食材のコレラ菌検査も実施されなくなった．水際での防疫が行われなくなったコレラは，今後，患者の増加が危惧される．

(3) チフス菌およびパラチフスA菌

チフス菌 (*Salmonella* Typhi) は腸チフス，パラチフスA菌 (*Salmonella* Paratyphi A) はパラチフスの原因菌である．これらの感染症はともに3類感染症である．

1) 感染経路，症状と予防法 チフス菌もパラチフスA菌もヒトにのみ感染する．感染2週以後になると菌はおもに糞便中に排出されるので，患者および保菌者の糞便がおもな感染源となる．チフス菌は感染力が強く，患者との接触により直接，あるいは飲食物を介して間接的に感染する．

感染後1〜2週間の潜伏期間を経て発病する．おもな症状は高熱，脾腫，バラ疹，白血球減少であるが，重症の場合には腸出血も起こる．パラチフスも同様の経過をとるが，腸チフスより軽症である．食中毒としての腸チフスおよびパラチフスは，感染型食中毒に分類される．

腸チフス患者は，しばしば胆嚢に菌が潜在して長期にわたる無症状保菌者へ移行する．無症状保菌者の胆嚢内の菌は腸管内に排菌され，その糞便が新たな感染源となる．したがって，腸チフスの予防法としては，保菌者の監視（排菌状況の把握）が第一である．

2) 発生状況 わが国では2006年以降，腸チフスとパラチフスをあわせた患者発生数は年間40人前後となっている．しかも，その約60%は海外での感染事例（輸入感染症）である．アジアやアフリカの開発途上国では多数の患者が発生している．わが国ではチフス菌に対する感染防御抗体を保有している若い世代が非常に少なくなっているために，感染者の増加が危惧されている．

b. 人獣共通感染症としての食中毒

病原体がヒトと動物の間を相互に移行する感染症（不顕性感染を含む）を人獣共通感染症という．人獣共通感染症の病原体には，ウイルス，細菌，真菌，原虫，

表 4.15 人獣共通感染症としてのおもな食中毒

感染症	ヒトのおもな食中毒症状	感染源となるおもな食品
リステリア症	髄膜炎，敗血症	乳製品，食肉製品，生野菜
炭疽	腸炭疽（出血性腸炎）	食肉
ブルセラ症	波状熱	未殺菌乳とその乳製品
結核	肺外結核	未殺菌牛乳
サルモネラ症	急性胃腸炎	鶏卵，食肉
カンピロバクター症	急性胃腸炎	鶏肉，食肉，井戸水
エルシニア症	急性胃腸炎	豚肉，井戸水

寄生虫（蠕虫類）のどれもが含まれるが，食中毒の原因となる病原体の多くは細菌である（表 4.15）．すでに述べた腸管出血性大腸菌や，後述のクリプトスポリジウム（p. 64），E 型肝炎ウイルス（p. 61）もこれに含まれる．表 4.15 に示す食中毒のうち，サルモネラ症，カンピロバクター症，エルシニア症については，前述のとおりである．

(1) リステリア症

リステリア症は，周毛性鞭毛をもつ通性のグラム陽性短桿菌であるリステリア・モノサイトゲネス（*Listeria monocytogenes*）による感染症である．本菌は 4℃でも発育する．この菌は，ウシ，ブタ，ニワトリなどの家畜，げっ歯類，魚類，土壌，下水，河川水など，自然界に広く分布しており，多くの食品が汚染される．なかでも，加熱せずに摂取する食肉製品やナチュラルチーズのような乳製品の汚染頻度が高い．

感染しやすいハイリスク・グループは妊婦，幼小児，高齢者，糖尿病や肝疾患などの基礎疾患のある患者である．ハイリスク・グループのヒトが感染すると髄膜炎や敗血症を起こすことが多い．妊婦の場合は，死産の原因にもなる．健常成人では無症状に経過することが多い．

わが国におけるリステリア食中毒は，国産ナチュラルチーズが原因となった患者数 19 人の集団発生 1 事例（2001 年）のみが報告されている．

通常の細菌性食中毒予防法に基づいて予防するが，ハイリスク・グループでは，ナチュラルチーズや生ハムなどの汚染の可能性が高い食品の摂取を避ける．

(2) 炭疽

炭疽の病原体は炭疽菌（*Bacillus anthracis*）である．本菌はグラム陽性の大桿菌で，生体内では連鎖している．病巣からの新鮮分離株は，D-グルタミン酸の重合物からなる莢膜をもっている．

炭疽菌は，創傷感染，呼吸器感染，経口感染し，それぞれの感染部位に炭疽を起こす．食品（おもに汚染食肉）を介した経口感染による症状は，腸炭疽といわれる出血性腸炎であり，一般に重症である．

(3) ブルセラ症

ブルセラはグラム陰性の球菌に近い短桿菌（球桿菌）である．食品が感染源となる**ブルセラ症**の病原体は，メリテンシス菌（*Brucella melitensis*），ウシ流産菌（*Brucella abortus*）およびブタ流産菌（*Brucella suis*）である．ヒトが感染すると全身性疾患である波状熱を起こす．わが国では，乳牛にブルセラ症が見られるものの，その頻度は極めて低い．ブルセラ食中毒の予防は，感染している動物の肉や乳を，非加熱のまま摂取しないことである．

(4) 結核

ヒトに結核を起こす菌は，ヒト結核菌（*Mycobacterium tuberculosis*），**ウシ結核菌**（*Mycobacterium bovis*），マイコバクテリウム・アフリカヌム（*Mycobacterium africanum*）などである．このうち食品によって媒介される結核の原因となるのはウシ結核菌である．なお，結核は2類感染症に類型されている．

ウシ結核菌は本来，おもにウシに結核を起こす菌である．罹患ウシは乳汁中に排菌しているので，感染牛の未殺菌乳や，それからつくった乳製品を摂取することによってヒトが感染する．

汚染食品を摂取すると腸から感染し，泌尿器，生殖器，骨，関節などの肺以外の臓器・組織に病変が生ずる．わが国では，結核菌に感染した乳牛はほとんど見られず，また，市販牛乳は殺菌処理されているので，経口感染によるヒトの結核はほとんどない．

問題 4-7 細菌性食中毒についての記述である．誤りはどれか．
［平成 20 年度協会認定栄養士実力試験問題 33］
(1) サルモネラ属菌による食中毒は，感染侵入型食中毒である．
(2) 黄色ブドウ球菌食中毒は，毒素型食中毒である．
(3) セレウス菌食中毒の原因菌は，芽胞を形成しない．
(4) 大腸菌 O157 は，溶血性尿毒症を起こすことがある．
(5) 腸炎ビブリオの原因菌は，コレラ菌と同じ属の細菌である．

問題 4-8 食中毒原因微生物に関する記述である．正しいのはどれか．1 つ選べ．［創作問題］
(1) 黄色ブドウ球菌の毒素は，75℃，30 分の加熱により不活化される．
(2) サルモネラ属菌は，20℃以下では増殖しない．
(3) ボツリヌス菌は，増殖に酸素を必要とする好気性である．
(4) カンピロバクター食中毒のおもな原因食品は鶏卵である．
(5) エルシニア・エンテロコリチカは，冷蔵庫内でも増殖する低温菌である．

E. アレルギー様食中毒

食品に蓄積したアミン類などを摂取することによりアレルギー症状が見られるものを**アレルギー様食中毒**という.

これは，**ヒスタミン**を多く含む食品の摂取後1時間以内に発症し，上半身を中心とした全身の皮膚に紅斑，蕁麻疹のような発疹，頭痛，発熱などの症状を呈する.

一般的に，ヒスタミンが食品1g中に1mg以上蓄積するとアレルギー様食中毒を発症する．多くは12時間以内に回復するが，抗ヒスタミン剤の投与が効果的である.

ヒスタミンは，赤身の魚などに多く含まれているヒスチジンから，モルガン菌などの細菌が有している脱炭酸酵素により生成される．この反応は，酸性の条件下において起こる．また，ヒスタミンは熱に対して強く，食品を焼いても揚げても分解しないので注意が必要である（図4.22）.

おもな原因食品は，赤身魚やその加工品である．海外ではワインやチーズなどによる食中毒が報告されている.

予防法としては，新鮮な食材を選ぶこと，また加工品においても保蔵状態のよいものを選ぶとともに，温度管理に注意する必要がある.

卵，牛乳，ソバなどを食べて蕁麻疹などのアレルギー症状が出る食物アレルギーは，特異体質によるものでアレルギー様食中毒とは異なる.

マンゴーによる接触皮膚炎やインフルエンザの予防のために行うワクチン注射液中の卵抗原によるアレルギーなどは食物アレルギーに含まれる.

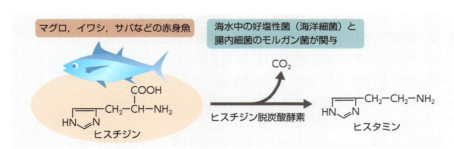

図4.22 ヒスタミンの生成
ヒスタミンは熱に強く，焼いても揚げても壊れない.

F. 細菌性食中毒の予防法

食品による衛生上の問題を防ぐことは，食にかかわる者にとって極めて重要なことである．細菌性食中毒は，特に夏場の高温・多湿の時期には注意しなければならない．細菌などの微生物の増殖には，水分，温度，酸素，塩濃度，pH（水素イオン濃度）などが関係しているので，これらの条件を把握した対応も大切である.

図 4.23 細菌性食中毒の予防 3 原則（事業所および家庭）

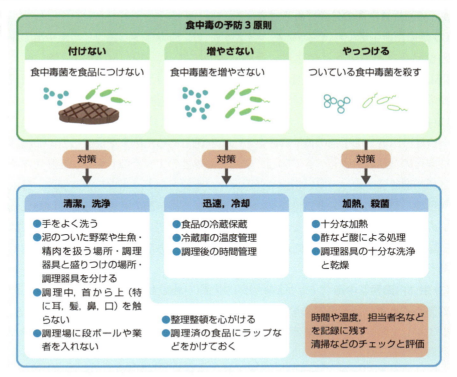

食品を細菌などの微生物による汚染から守る一般的な原則として次の3つがある．すなわち，第1に菌を付けない，第2に菌を増やさない，第3に菌をやっつけるの3原則が大切である．

第1の菌を付けないとは細菌の食品への汚染防止，第2の菌を増やさないとは食品中での菌の増殖防止，第3の菌をやっつけるとは食品から菌の排除すなわち殺菌のことである．これらを，細菌性食中毒予防の3原則という（図4.23）．

以下に示すように食品の特性を考慮し，これら3原則のいずれか，あるいは適切に組み合わせることによって食中毒予防法につなげることが大切である．

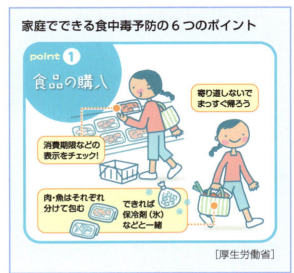

4.4 細菌性食中毒

a. 細菌性食中毒の分類による対応

(1) 感染型食中毒（サルモネラ属菌，病原大腸菌，カンピロバクターなど）　食中毒の原因食品となる食肉などの生食は避けるようにする．これらの菌は，熱に弱く75℃，1分以上の加熱で死滅するので，加熱調理を行う．また，手指や調理器具類の洗浄，消毒を十分に行い二次汚染に注意することも大切である．

(2) 毒素型食中毒（黄色ブドウ球菌，ボツリヌス菌，セレウス菌（嘔吐型）など）　黄色ブドウ球菌はヒトの手指の傷や鼻腔などの常在菌であるため菌を保有している調理従事者の業務は避けるべきである．また，耐熱性のエンテロトキシンを産生するため常温放置は避け，早い摂食や低温保存が重要となる．ボツリヌス菌は，芽胞を形成し熱に対しての抵抗性が強いが，菌自体および菌の産生する毒素は熱に弱いので，摂食する前に食品を十分加熱することは大切なことである．この中にはE型ボツリヌス菌のように低温性の菌も存在するため冷蔵保存には注意が必要である．

(3) 生体内毒素型中毒（ウエルシュ菌，セレウス菌（下痢型）など）　芽胞を形成する菌であることより，調理後の早い摂食，食品の早い冷蔵・冷凍保蔵が大切である．ウエルシュ菌は，嫌気性菌であることより密閉保存された食品においても注意が必要である．

　いずれにおいても，食中毒を起こす菌の性質をよく理解し，食中毒予防の3原則を実行することが大切である．

　なお，「家庭でできる食中毒予防の6つのポイント」（コラムイラスト参照）が厚生労働省から示されている．

問題4-9　食中毒菌を食品につけない操作についてである．誤っているものはどれか．1つ選べ．［創作問題］
(1) 手洗い
(2) 食品の区分け保蔵
(3) 調理済み食品にラップをかける
(4) 調理器具の用途別使い分け
(5) 食品を酢につける

4.5　ウイルス性食中毒

　食中毒を起こすウイルスは，ノロウイルス，サポウイルス，A型肝炎ウイルス，E型肝炎ウイルスなどがある．

A. ノロウイルス

(1) 病原体　　**ノロウイルス**には，形態学的特徴から2003年まで小型球形ウイルス（small round structured virus：SRSV）と呼ばれていたウイルスの大部分が含まれる．ノロウイルスの電子顕微鏡写真を図4.24に示す．

　ノロウイルスはRNAウイルスで，遺伝子群（G）Ⅰ～Ⅴに分類される．ヒトに感染するのは，おもにGⅠ，Ⅱ，Ⅳであり，GⅠには9種類，GⅡには22種類の遺伝子型がある．ノロウイルス感受性の動物は，ヒトとチンパンジーだけであると考えられている．ノロウイルスは，ヒト由来のいろいろな培養細胞を用いても，まだ人工的に増殖させることができない．

(2) 食品汚染と感染経路　　下痢便中にノロウイルスが検出される胃腸炎は，生カキの摂取との関連が深いことが疫学的に明らかにされた．しかし，大規模ノロウイルス集団食中毒のほとんどすべての事例では，原因食品はカキではなく，ノロウイルスに感染した調理従事者の糞便に，直接または間接的に汚染されたいろいろな食品であると推測されている．そのため，ドアのノブ，水道の蛇口，タオルなどを介した感染，患者の糞便や嘔吐物による飛沫感染や接触感染によって，食中毒以外のノロウイルス感染症（ヒト-ヒト感染）も多く，感染症法により5類感染症の「感染性胃腸炎」として取り扱われる．なお，カキの細胞中では増殖できないノロウイルスがカキに蓄積する原因は，図4.25のように考えられている．

(3) 病原性と症状　　ノロウイルスに汚染された食品を摂取したのち，24～48時間の潜伏期間を経て発症する．おもな症状は，嘔吐，下痢，腹痛，吐き気，発熱であり，通常1～2日で回復するが，乳幼児や高齢者，体力の弱っているヒトでは，嘔吐，下痢に伴う脱水による重症化が起こることがある．また，嘔吐物に

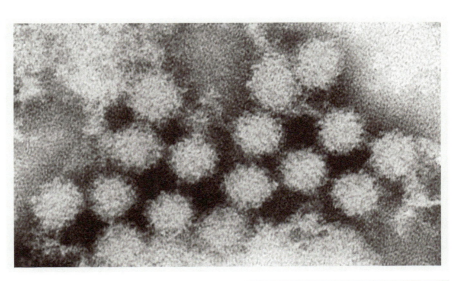

図4.24　ノロウイルスの電子顕微鏡写真
［写真提供：兵庫県立健康生活科学研究所　健康科学研究センター，近平雅嗣博士］

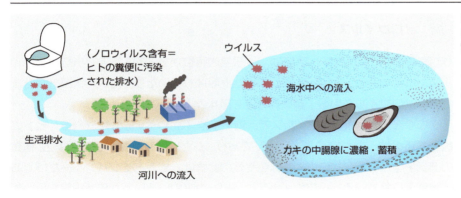

図 4.25 ノロウイルスのカキ（二枚貝*）への蓄積経路
＊ 二枚貝：カキ，アサリ，ハマグリ，サザエ，シジミ

表 4.16 ノロウイルスによる大規模食中毒事例

年月	場所	発生施設など	原因食品	患者数
2011.12	岐阜県	住民（弁当喫食者）	仕出し弁当	756
2012.12	広島県	住民（弁当喫食者）	仕出し弁当	2,035
2013.4	愛知県	住民（弁当喫食者）	仕出し弁当	526
2014.1	静岡県	小学校給食（生徒）	食パン	1,271

よる窒息が起こったり，口腔内常在菌による誤嚥性肺炎の原因にもなることがある．また，感染して症状がでなくてもノロウイルスを排泄する不顕性感染者もいる．

なお，ノロウイルス類似のウイルスとして，サポウイルス，アストロウイルスなどがあり，これらも食中毒の原因となる．

(4) 発生状況　夏期に多発する細菌性食中毒とは異なって，ノロウイルス食中毒は生食用カキが供給される11月から3月に多発する．2001年以降，患者数が最も多い食中毒となっている．2006年から2007年にかけて，ノロウイルス感染症の大流行があった．この大流行の原因ウイルスの遺伝子型は，従来とは異なるGⅡ.4で，同時期に米国，EU，オーストラリアなどで流行した原因ウイルスと同じであった．それ以後，この遺伝子型がわが国のノロウイルスの流行の中心となっている．2014年1月に遺伝子型GⅡ.17の変異株で新規の遺伝子配列をした新型ノロウイルス（GⅡ.GP17-GⅡ.17）が出現し，中国，アジア諸国，米国でも検出されている．この新型ノロウイルスには多くのヒトが免疫を持っていないため，大流行する可能性がある．最近の大規模ノロウイルス食中毒事例を表4.16に示す．

(5) 予防法　カキなどの二枚貝の生食を控えること，ノロウイルスは，85℃，1分間以上の加熱で不活化する．ただし，食品中のノロウイルスの不活化のためには，中心温度が85〜90℃で，90秒以上の加熱が必要とされている．手洗い励行，食品や調理器具の二次汚染防止も重要である．消毒用アルコールや逆性石けんは効力が弱いため，調理器具の消毒には，次亜塩素酸ナトリウム（200 ppm）や熱湯（85℃以上）を使用する．また無数のノロウイルスが含まれる患者の糞便や

嘔吐物の適切な処理が重要で，乾燥し飛散しないように速やかに次亜塩素酸ナトリウム（1,000 ppm以上）を使用して処理をする．

B. A型肝炎ウイルス，E型肝炎ウイルス

ノロウイルス以外の食中毒の原因となる代表的ウイルスとしては，**A型肝炎ウイルス（HAV）**および**E型肝炎ウイルス（HEV）**がある．それぞれ，A型肝炎およびE型肝炎の病原体で，エンベロープを持たないRNAウイルスである．HAVおよびHEVは，感染症法の規定により，4類感染症に類型され，診察した医師は，全診療症例を届出ることが義務付けられている．

HAVは，ヒトおよびその他の霊長類だけに感染する．一方，HEVは，霊長類のほかに，ブタ，シカ，イノシシ，ウサギ，ニワトリなど，多種の動物にも感染する．

(1) 感染経路　HAVおよびHEVの感染経路は経口感染である．わが国におけるAおよびE型肝炎のおもな原因食品を表4.17に示す．開発途上国では，汚染された飲料水を介したHAVおよびHEVの集団感染が多発している．

(2) 症状と予防法　HAV，HEVに汚染された飲食物を摂取すると，ウイルスは腸管門脈から血中に入り，肝細胞に感染し増殖して急性肝炎を起こす．A型肝炎の潜伏期間は，平均24日である．症状は，発熱，全身倦怠感，食欲不振，黄疸，肝腫大などで，一般に症状は軽症であり，慢性化することはないが，高齢者ではまれに劇症化することがある．一方，E型肝炎の潜伏期間は平均28日である．症状は，A型肝炎と類似している．E型肝炎の致死率は1～2％であるが，妊婦に感染すると劇症化しやすく，致死率が20％に達するとされている．

AおよびE型肝炎は潜伏期が長いために感染源の特定が困難なことが多い．そのため原因食品や集団発生の有無を調べるためには，食品や患者から分離されたウイルス核酸をPCR法（p.29）で増幅して塩基配列検査を行い，ウイルスの共通性を分析することが重要である．

HAVおよびHEVは加熱すると不活化されるので，85℃以上で加熱して摂取すれば，食中毒は防止できる．

(3) 発生状況

　1）A型肝炎　わが国におけるA型肝炎の患者発

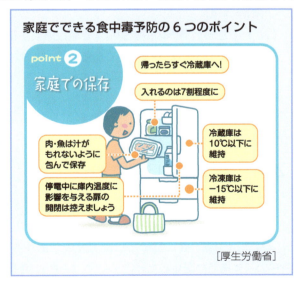

［厚生労働省］

表4.17 わが国におけるAおよびE型肝炎のおもな原因食品

肝炎ウイルス	おもな原因食品
A型	生カキなどの魚介類，すし，飲料水
E型	ブタ・イノシシ・シカの肉と肝臓などの臓物

表4.18 A型肝炎集団発生事例

年	場所	患者数	原因食品
1995	埼玉県	71	レストランの飲食物
2000	岐阜県	23	すし店の飲食物
2002	東京都	24	すし店の飲食物
2011	千葉県	49	HAV保有調理従事者2名を介したすし店の食物

生数は年間150人程度で推移しており，そのうち10～20％は海外感染事例であった．わが国における近年の集団発生状況を表4.18に示す．

2) E型肝炎 従来，わが国におけるE型肝炎は海外で感染した輸入感染症とされてきた．しかし近年，E型肝炎の80％以上が国内での感染事例であることが明らかになった．

2005～2013年のE型肝炎患者は男性が圧倒的に多く（626例中502例），男女ともに中高年に多い．推定感染地域は北海道（34％）と東京都（14％）が多い．推定感染源は，報告された250例中，ブタが88例（55％），イノシシが60例（24％），シカが33例（13％）であった．なお，ブタからのHEV遺伝子検出率は，3か月齢では50％以上であるが，出荷ブタ（通常6か月齢）からの検出率は低く，2％程度である．E型肝炎は，人獣共通感染症である．E型肝炎予防のため，2015年6月に飲食店でのブタの生レバーおよび生肉の提供が禁止された．

問題4-10 ノロウイルスに関する記述である．正しいのはどれか．1つ選べ．
 ［創作問題］
(1) ヒトからヒトへの接触や飛沫で直接感染する．
(2) 二枚貝であるカキの体内で増殖する．
(3) 消毒用アルコールで容易に死滅する．
(4) 食中毒のおもな症状は，神経症状である．
(5) ヒトの腸管では，増殖できない．

4.6　異常プリオン

プリオン（PrP）は，酵母から哺乳類まで広く存在する糖タンパク質である．PrPの立体構造が変化した異常プリオン（aPrP）が脳に蓄積すると，クロイツフェ

ルト・ヤコブ病（CJD）などの脳の変性を伴う疾患が高齢者に起こる.

1985年以後2007年までに，英国を中心に18万頭を超えるウシに，aPrPの蓄積による**牛海綿状脳症（BSE）**が発生した．BSEは飼料として与えたウシやヒツジの肉骨粉に，BSE罹患牛や罹患羊のそれが混在していたことが原因であった．わが国では，2001～2009年に36頭のウシがBSEを発症した．一方，英国を中心に2007年までに200人以上の若者に，aPrPの蓄積が原因と考えられるCJD様疾患（変異型CJD：vCJD）が発生した．わが国でも2005年，初めての患者（英国およびフランス滞在歴あり）が発生した．vCJDはBSE罹患牛の特定危険部位（SRM：脳，眼，脊髄，回腸遠位部*）の摂取に起因するaPrP感染が原因であると考えられたため，SRMは食用禁止とされた．

わが国では，2010年以後はBSEは発生していないことから，厚生労働省は，2013年7月以後，それまで30か月齢を超えるウシに義務付けていたBSE検査の対象を40か月齢超とした．国内の肉牛は，生後20か月齢から30か月齢前後に出荷されるため，検査対象となるウシはなくなることとなった．

* 小腸約40mのうち，最後の約1～2mの部分．

4.7 寄生虫（原虫）による食中毒

原虫は単細胞動物で微生物である．原虫と**蠕虫**類をおもに**寄生虫**（医動物）といい，病原体となってヒトに感染する（表4.19）．

表4.19 食中毒の原因となるおもな原虫とその原因食品および食中毒症状

媒介食品	寄生虫（原虫）	おもな原因食品	おもな食中毒症状
水	赤痢アメーバ	飲料水，生野菜	腹痛，粘血下痢
水	クリプトスポリジウム	飲料水，生野菜	腹痛，下痢
水	ジアルジア	飲料水，生野菜	腹痛，下痢
水	サイクロスポラ	飲料水，生野菜	腹痛，下痢
水，獣生肉	トキソプラズマ	生食肉，生野菜	発熱，リンパ節腫脹
生鮮魚介類	クドア・セプテンプンクタータ	ヒラメ刺身	腹痛
獣生肉	サルコシスティス・フェアリー	馬肉刺身	腹痛，下痢

A. 赤痢アメーバ

赤痢アメーバ（*Entamoeba histolytica*）はアメーバ赤痢（赤痢アメーバ症）の病原体である．その生活史には**栄養型**と**シスト**（嚢子）の時期があり，栄養型は，発育環境が悪くなると感染性のある耐久型のシストに変化する．

(1) 感染経路と症状 シストは水や野菜などを汚染して経口的に体内に入り，大腸に達すると，栄養型に変わって大腸粘膜中で増殖し潰瘍をつくる．そのため，患者は"いちごゼリー"状の特徴的な粘血下痢を起こす（アメーバ赤痢）．また，栄養

型アメーバが肝臓に移行し，肝膿瘍を形成することもある．本原虫はヒトからヒトへの直接感染（便口感染）も起こす．感染症法で5類感染症に類型されている．

(2) 発生状況　アジア，アフリカ，中米の開発途上国では，飲食物を介した集団感染の発生頻度が非常に高い．わが国における事例は，輸入感染症や知的障害者施設における便口感染が主である．近年は海外渡航歴のない者や，男性同性愛者における性感染症（STD）としての赤痢アメーバ症が増加傾向にある．

STD : sexually transmitted diseases

B. クリプトスポリジウム

胞子虫類の**クリプトスポリジウム**・パルバム（*Cryptosporidium parvum*）はヒトに感染すると下痢を起こす．本原虫の生活史は複雑で，有性生殖によって形成された径約 5 μm の**オーシスト**（接合子嚢）が感染性を有する（図 4.26）．

(1) 感染経路と症状　経口的に摂取されたオーシストは，腸管上皮細胞の絨毛の間隙に侵入して寄生体胞を形成し，その中で無性生殖によってメロゾイト（娘虫）を形成する．メロゾイトの一部から分化した雌性生殖細胞と雄性生殖細胞が受精して形成されたオーシストが糞便とともに環境中に排泄される．

クリプトスポリジウム症は人獣共通感染症である．患者あるいは感染した哺乳類（ウシ，ウマ，ブタ，イヌなど）から糞便とともに排泄されたオーシストを経口的に摂取することによって感染する．水系感染が最も多いが，食品を介した感染も起こる．感染後 4 〜 10 日の潜伏期間を経て発症し，腹痛を伴う水様性下痢が 3 〜 7 日間持続する．なお，本原虫感染症に有効な治療薬は開発されていない．

(2) 発生状況　クリプトスポリジウムのオーシストは塩素をはじめとする各種の消毒剤に対して高度に耐性である．そのため，水道水をはじめとする飲料水を介した大規模な集団感染が発生しやすい．米国ウィスコンシン州ミルウォーキー

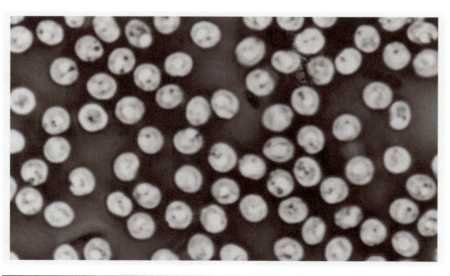

図 4.26　クリプトスポリジウム・パルバムのオーシストの位相差顕微鏡写真
［写真提供：神戸常磐大学，小野一男博士］

表 4.20 わが国におけるクリプトスポリジウム食中毒の集団発生事例

年	場所	患者数	原因
1994	神奈川県	461	雑居ビルの汚染受水槽水
1996	埼玉県	8,812	通常の浄化処理された水道水
2002	兵庫県	129	北海道への修学旅行中の飲食物

では，1993年に水道水が原因となった患者数408,000人の最大規模の集団発生が起こっている．わが国においては3例の集団発生が報告されている（表4.20）．

C. ジアルジア（ランブル鞭毛虫）

鞭毛虫類のランブル鞭毛虫（*Giardia lamblia*）は，その生活史が栄養型とシストよりなる原虫で，ジアルジア症の病原体である．

(1) 感染経路と症状　本原虫は，そのシストによって汚染された水や食物の経口摂取によって感染する．経口的に摂取されたシストは，胃を通過すると栄養型となり，十二指腸から小腸上部に定着して増殖する．脂肪性下痢便や腹痛を起こすが，健常者では不顕性感染に終わることも多い．ジアルジア症は人獣共通感染症である．

(2) 発生状況　世界のほとんどの国で患者が発生しており，熱帯・亜熱帯地域の開発途上国での発生が顕著である．わが国での発生例は非常に少なく，ほとんどは輸入感染症事例である．

D. サイクロスポラ

サイクロスポラ・カエタネンシス（*Cyclospola cayetanensis*）は胞子虫類の原虫であり，そのオーシストは水道水に含まれる遊離塩素濃度（0.1～0.2 ppm）では死滅しない．

(1) 感染経路と症状　本原虫はヒトおよびその他の霊長類の小腸粘膜上皮細胞に寄生する．直径8～10 μmの感染性を有する成熟オーシストによって汚染された飲料水，果物，生野菜などを摂取することによって発症する．糞便とともに外界に放出された未成熟のオーシストには感染性はない．成熟するまでに外界環境中で10日前後を必

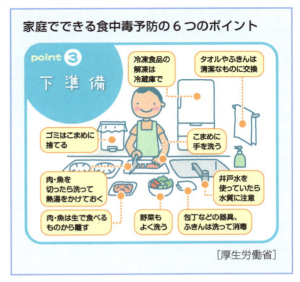

[厚生労働省]

要とするので，新鮮糞便からの感染は起こらない．

おもな症状は持続性の激しい下痢で，腹痛や嘔吐を伴うことが多い．治療には抗菌剤（ST合剤*）が有効である．

(2) 発生状況　　わが国で確認されたサイクロスポラ症の患者は数人にすぎない．いずれも開発途上国からの帰国者または入国者である．世界的には，飲料水や果物が原因となった集団食中毒事例が報告されている．

* スルファメトキサゾール（sulfamethoxazole）とトリメトプリム（trimethoprim）の合剤

E.　トキソプラズマ

トキソプラズマ・ゴンディ（*Toxoplasma gondii*）は胞子虫類の原虫で，生活史は複雑で，タキソイド，シスト，オーシストである．

(1) 感染経路と症状　　トキソプラズマは，ネコ科動物が終宿主で，ネコの腸管内で形成されたオーシストが糞便中に排泄され，これがヒトや家畜などの哺乳動物や鳥類に感染し，筋肉や脳内に寄生し続ける．

ヒトへの感染は，ネコの糞便中のオーシストの経口摂取，加熱不十分な食肉のシスト，果物や野菜を汚染したシストの経口摂取で起こる．

症状は，健常者が感染した場合，多くは無症状であるが，発症すると，発熱，倦怠感，リンパ節腫脹が起こる．妊婦が感染した場合は，先天性トキソプラズマ症を発症し，流産．死産，新生児の水頭症，脳内石灰化，知能障害などが起こる．

(2) 予防法　　ネコの糞便とそれによる汚染環境に注意し，特に妊婦はネコとの接触を控える．食肉の生食を避け，十分に加熱し摂取することが重要である．

F.　クドアおよびフェイヤー住肉胞子虫による食中毒

2003年以後，養殖ヒラメ（おもに韓国産）の刺身や馬刺しを摂取して数時間後に一過性の嘔吐や下痢を起こす病因物質不明事例の報告が増加してきた．調査の結果，養殖ヒラメの刺身および馬刺し摂取後の発症には，それぞれに感染している寄生虫，**クドア・セプテンプンクタータ**（*Kudoa septempunctata*：ナナホシクドア）および**サルコシスティス・フェアリー**（*Sarcocystis fayeri*：フェイヤー住肉胞子虫）が強く関与していることが示唆された．そのため，2011年6月から，これらを食中毒（クドア食中毒およびフェイヤー住肉胞子虫食中毒）として取り扱うことになった．2011年6〜12月に報告されたクドア食中毒は33件（患者数473人），2015年は17件（患者数169名），フェイヤー住肉胞子虫食中毒は2件（患者数11人）であったが，2015年はなかった．

クドア食中毒は発生件数，患者数ともに，特に9月に多い．クドア食中毒はヒラメ魚肉を−16〜−20℃で4時間以上，また，フェイヤー住肉胞子虫食中毒は馬肉を−20℃で48時間以上凍結することによって予防できる．なお，天然ヒラメからクドアは検出されていない．

4.8 寄生虫（蠕虫類）による食中毒

　食中毒の原因となる寄生虫のほとんどは，線虫類，条虫類および吸虫類で，これらを総称して蠕虫類という（図 4.27）．蠕虫類はヒトが肉眼で見ることができるため，微生物ではない．蠕虫類には魚肉，獣肉，鶏肉，ヘビ，カエル，カタツムリ，ナメクジなどの生食によって感染する．

　寄生虫による食中毒の原因食品には，大きく分けて，生鮮魚介類，獣肉その他の動物および野菜や飲料水がある（表 4.21）．

図 4.27　おもな寄生虫（蠕虫類）の形

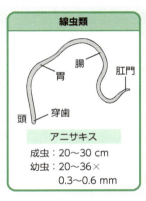
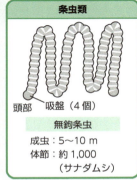
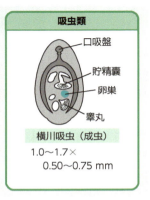

表 4.21　食中毒の原因となるおもな蠕虫とその原因食品および食中毒症状
＊　線：線虫類，条：条虫類，吸：吸虫類

媒介食品	寄生虫＊	おもな原因食品	おもな食中毒症状
生鮮魚介類	アニサキス（線）	海産魚介類（サバ，イワシなど）	腹部激痛（胃穿孔様），下腹部痛
	旋尾線虫（線）	ホタルイカ	皮膚爬行症，腸閉塞
	顎口虫（線）	ライギョ，ドジョウ	遊走性限局性皮膚腫脹
獣生肉など	旋毛虫（線）	豚肉，獣肉	腹痛，下痢，筋肉痛，発熱，眼窩周囲の浮腫
	肺吸虫（吸）	サワガニ，獣肉	自然気胸，胸痛
	マンソン裂頭条虫（条）	ヘビ，飲料水	移行性腫瘤
	広節裂頭条虫（条）	マス，サケ，タラ	下痢，腹痛，貧血
	有鉤条虫（条）	豚肉	腹痛，下痢，まれに神経症状
	無鉤条虫（条）	牛肉	腹痛，下痢，便通不通
野菜，飲料水	回虫（線）	野菜類	軽度の腹痛，下痢
	鉤虫（線）	野菜類	貧血

A. アニサキス症

アニサキス症を起こす寄生虫には数種の線虫がある．その主要なものは，アニサキス・シンプレックス（*Anisakis simplex*）（図 4.28），アニサキス・フィゼテリス（*A. physeteris*），シュードテラノバ・デシピエンス（*Pseudoterranova decipiens*）などである．終宿主はクジラ，イルカ，トドなどの海棲哺乳類である．

アニサキス症の原因は，アニサキス属の幼虫を生の魚介類とともに摂取することである．魚介類における幼虫の寄生率は，スケソウダラ，サクラマス，マダラ，ニシン，サバ，カツオなどでかなり高い（70％以上）が，イワシ，アジ，イカなどの近海産の多種類の魚類にも寄生している．図 4.29 にアニサキス属の生活史を示す．

ヒトがアニサキス感染することが多い魚介類は，サバ，タラなどである．

アニサキス症の多くは，海産魚介類を生食したのち，数時間以内に発症する．おもな症状は，幼虫の胃壁穿入によって起こる胃穿孔や，胃潰瘍を思わせる周期的な腹部激痛である．また，腸壁に穿入した場合は，下腹部痛，嘔吐などの症状を呈し，まれに腸穿孔や腸閉塞（イレウス）を併発する．

わが国におけるアニサキスによる急性胃腸炎患者は，年間 200 〜 300 人で，多くは散発事例であるが，集団発生事例もまれに起こっている．アニサキス症患者の発生は 12 〜 3 月の寒い時期に多く，7 〜 9 月の暑い時期に最も少ない．2015 年は 127 件（患者数 133 人）であった．

幼虫が寄生している危険性のある魚介類を生食する場合，−20℃以下で 24 時間以上凍結すればアニサキス症が予防できる．加熱処理により，幼虫は容易に死

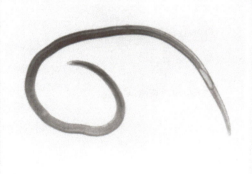

図 4.28　アニサキス・シンプレックスの第 3 期幼虫（マサバより）
［写真提供：内田明彦博士］
体長約 2 cm

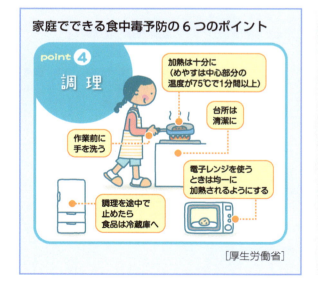

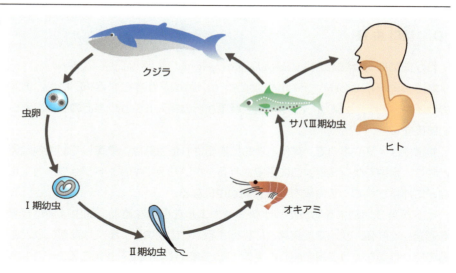

図 4.29 アニサキス属（線虫）の生活史

滅する．

B. 旋尾線虫症

線虫の一種である**旋尾線虫**（*Spirura*）の幼虫がヒトの消化管に穿入することによって病変が起こる．アニサキス症に類似した消化管症状や腸閉塞を起こすことが多い．皮膚に寄生して皮膚爬行症*を起こしたり，目に寄生することもある．旋尾線虫症の原因のほとんどは，**ホタルイカの生食**である．2000～2004年の調査では，市販生ホタルイカの 4.3% に幼虫が寄生していた．幼虫はおもに内臓に寄生するが，胴部，頭腕部からも検出されている．

幼虫は −40℃で 40 分または −30℃で 4 日以上凍結すれば死滅するが，最近はこの幼虫不活化処理が徹底されていない．予防法は，ホタルイカの生食を避けることである．

* 寄生虫の幼虫が皮膚内を移動するため，かゆみの強い紅色白疹が線状に伸びる．

C. 大複殖門条虫症

大複殖門条虫（*Diplogonoporus grandis*）の人体への寄生は，現在まで，日本とスペインだけで知られている．わが国では，これまでに約 90 例が報告されているが，患者は高知県，静岡県に多い．

本条虫はクジラ，アザラシなどに寄生している．感染源はまだ不明であるが，イワシやシラスを摂取して感染した事例が多いとされている．症状は下痢，腹痛などであるが，無症状に経過することも多いとされている．予防は**海産魚の生食**を避けることであるが，わが国の食習慣からみて，かなり困難である．

D. 顎口虫症

わが国には有棘顎口虫（Gnathostoma spinigerum），剛棘顎口虫（G. hispidum），日本顎口虫（G. nipponicum），ドロレス顎口虫（G. doloresi）が存在する（図4.30）．国産のライギョ，ドジョウ，ヤマメ，中国や韓国からの輸入ドジョウなどの生食によって感染する．

終宿主はイヌやネコで，糞便とともに排出された虫卵は，発育して幼虫包蔵卵となり，水中でケンミジンコに摂取される．次いでライギョ，ドジョウ，カエルなどに捕食されて，その体内で第3期幼虫になる．

ヒトが第3期幼虫をもった淡水魚類やカエルを生食すると，幼虫は消化管壁を通過して肝臓，次いで皮膚などに移行する．この幼虫は，多くは深部にとどまるので，疼痛を伴う皮膚の腫脹と発赤（遊走性限局性皮膚腫脹）が起こる．

予防法としては，淡水魚類の生食を避けることが最も効果的である．

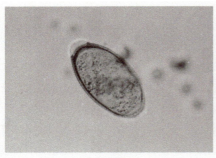
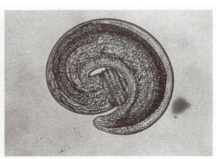

(a) 虫卵　　(b) 幼虫

図4.30　有棘顎口虫
[S. K. Rai et al., Atlas of Medical Parasitology (1996)]

E. 横川吸虫症

横川吸虫（Metagonimus yokogawai）はヒトの小腸内に寄生する体長約1mmの吸虫である（図4.31）．少数が小腸に寄生してもほとんど症状はないが，多数寄生すると腹痛や下痢を起こす．

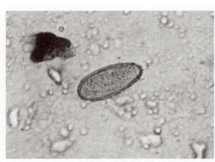
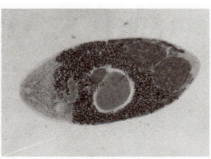

(a) 虫卵　　(b) 幼虫

図4.31　横川吸虫
[S. K. Rai et al., Atlas of Medical Parasitology (1996)]

図4.32 旋毛虫
[写真提供：斎藤奨博士]

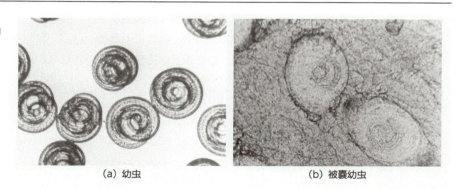

(a) 幼虫　　　　　　　　(b) 被嚢幼虫

　本虫のメタセルカリアが寄生しているアユやウグイの生食によって感染する．これらの淡水魚の30%程度がメタセルカリアに感染しているといわれており，わが国では現在，少なくとも数万人が感染していると考えられている．
　予防法は寄生淡水魚の生食を避けることである．

F. 旋毛虫症（トリヒナ症）

　旋毛虫（*Trichinella spiralis*）は，体長が3〜4mmまでの小さな線虫で，世界中に広く分布しているため，旋毛虫症は世界的に重要な寄生虫症である．
　ほとんどの寄生虫の虫卵や幼虫は宿主の体外に出る．しかし，旋毛虫の場合は幼虫は体外に出ることはなく，同じ宿主の筋肉内へ移行するという特徴がある．
　本虫はブタ，イヌ，ネコ，ネズミ，イノシシ，クマなどが保有しており，ヒトはそれらの筋肉を生で摂取することによって感染する．
　感染肉の摂取後，幼虫は消化管粘膜に入り，成虫になって産卵する（消化管侵襲期）．次いで，虫卵は幼虫となり，血流中に入って全身の横紋筋に移行し（筋肉移行期），被嚢する（被嚢期）．旋毛虫の幼虫および被嚢幼虫を図4.32に示す．
　消化管侵襲期の症状は，腹痛や下痢などの消化器症状であり，筋肉移行期の症状は，発熱，筋肉痛，眼窩周囲の浮腫などである．重症の場合は，幼虫は被嚢期へと進み，貧血，心不全，全身浮腫などが現れる．
　わが国では，ツキノワグマの刺身やヒグマのルイベ

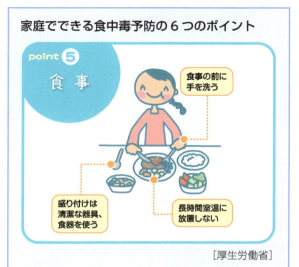

4.8 寄生虫（蠕虫類）による食中毒

（冷凍肉の刺身）が原因となった集団食中毒事例が発生している．

予防法は，クマなどの野生動物の肉の生食を避けることである．なお，欧州などでは，幼虫はブタにも寄生しているが，わが国では寄生ブタの報告はない．

G. 肺吸虫症

肺吸虫には，ウェステルマン肺吸虫（*Paragonimus westermani*）（図4.33）と宮崎肺吸虫（*P. miyazakii*）の2種がある．

本虫の第2中間宿主であるサワガニやモクズガニなどの淡水産のカニに寄生するメタセルカリアの摂取により感染する．ウェステルマン肺吸虫がイノシシの肉の摂取によって感染した事例もある．摂取されたメタセルカリアは，小腸内で脱嚢し，腹腔から横隔膜を通過して胸腔に移行し，肺肋膜を貫通して肺に侵入する．

肺吸虫症の症状は，自然気胸，胸水貯留，胸痛であるが，ウェステルマン肺吸虫症では血痰を喀出する．

わが国では，かつては全国各地で流行し，虫卵陽性者が16％を超える地域もあったが，現在は流行はほとんど見られない．しかし，2004年に，佐賀県で4人のウェステルマン肺吸虫集団感染事例が発生した．原因は中国料理店で摂取したモクズガニの老酒漬であった．

サワガニやイノシシ肉などの生食を避けることが唯一の予防法である．

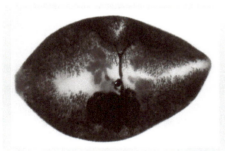
(a) 成虫

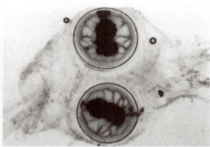
(b) 寄生カニから分離されたメタセルカリア

図4.33 ウェステルマン肺吸虫
[S. K. Rai *et al.*, *Atlas of Medical Parasitology*（1996）]

H. マンソン裂頭条虫症

病原体はマンソン裂頭条虫（*Spirometra erinacei*）の幼虫，プレロセルコイドである．本条虫は，以前は成虫がわからなかったために，マンソン孤虫と呼ばれた．図4.34にマンソン裂頭条虫の幼虫を示す．

本虫の終宿主はイヌ，ネコなどで，虫卵は糞便とともに排出され，水中で孵化したコラシジウムが第1中間宿主であるケンミジンコに捕食されてプロセルコイドになり，これを第2中間宿主であるマス，サケ，タラが食べ，次いで爬虫類，両生類，鳥類，哺乳類に入り，筋肉や皮下組織中でプレロセルコイドになる．

図 4.34 マンソン裂頭条虫の幼虫（プレロセルコイド）
[S. K. Rai *et al.*, *Atlas of Medical Parasitology* (1996)]

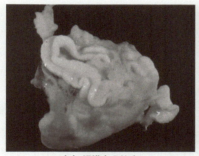
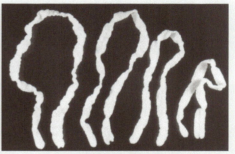

（a）組織中の幼虫　　　　　　（b）感染組織から分離された幼虫

　ヒトが感染する経路は，プロセルコイドをもったケンミジンコを井戸水などとともに飲むことや，プレロセルコイドをもったヘビ，カエル，トリの肉，臓器，血液を生で摂取することである．したがって，これらの生食を避けることで感染を予防できる．

　感染後 1 週間前後で発症する．症状は，鼠径部，陰部，腹部の移行性腫瘤であるが，重症例では，プレロセルコイドが頭蓋内や眼窩にも移行し寄生する．わが国では，1992 年までに 400 例あまりが報告されている．

I. 有鉤条虫症

　有鉤条虫（*Taenia solium*）は，固有宿主であるヒトの小腸に寄生する．糞便とともに排出された虫卵が食品や飲料水を汚染する．

　ブタが飼料とともに虫卵を摂取すると，筋肉内に移行して有鉤囊虫となり，汚染された豚肉を摂取したヒトが感染し，小腸内で成虫になる．一方，ヒトが虫卵を経口摂取すると，小腸で孵化して六鉤幼虫となり，これが小腸壁を貫通して全身に移行して囊虫をつくる．

　成虫が消化管内に寄生してもほとんど症状はないが，囊虫が脳に寄生すると，けいれん，意識障害，麻痺など重篤な神経症状を起こす．

　わが国では約 400 例の発生が報告されている．豚肉を常食する沖縄県での発生が多い．

　豚肉の生食や，不完全な

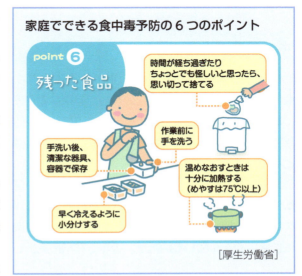

加熱調理品の摂取を避けることが予防法となる．

J. 回虫症

回虫(Ascaris lumbricoides)は体長20〜30 cmに達する大型の線虫である（図4.35）．衛生状態の悪い地域に分布し，世界で10億人が感染しているといわれている．

回虫はヒトの小腸内に寄生する．糞便とともに排出された受精卵が野菜や土壌を汚染し，発育して約1週間で幼虫包蔵卵となり，これをヒトが経口摂取して感染する．回虫が寄生しても，通常はときどき腹痛が起こる程度であるが，腸管内で多数の成虫が塊状になって腸閉塞を起こすことがある．

イヌ回虫やネコ回虫の幼虫包蔵卵をヒトが経口摂取すると，幼虫が，脳，肝，肺，脊髄，眼などに移行して重篤な症状を引き起こすことがある（幼虫移行症）．野菜などを介した回虫症は非常に少なくなってきているが，近年は，**有機農法野菜**が原因と考えられる回虫感染が増加している．また，公園の**砂場のイヌやネコの糞便**を介する回虫症も注目されている．

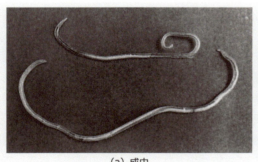
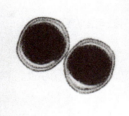

(a) 成虫　　　　(b) 虫卵

図4.35　回虫
[S. K. Rai et al., Atlas of Medical Parasitology (1996)]

K. 鈎虫症

鈎虫は，小腸上部から中部に寄生する体長10〜13 mmの寄生虫で，熱帯，亜熱帯および温帯地域に広く分布し，**野菜などを汚染**している．

鈎虫は口の咬器によって小腸粘膜に咬着して吸血する．糞便とともに排出された虫卵は成長して幼虫包蔵卵となり，さらに孵化・発育して感染幼虫（第3期幼虫）となる．

野菜類とともに経口摂取された感染幼虫は，小腸粘膜に侵入し，第4・第5期幼虫を経て成虫になる．おもな症状は貧血であるが，全身倦怠，顔面蒼白，頭痛，めまい，息切れなども起こる．わが国では，有機農法と裸足での農作業により過去には広くまん延していたが，近年，非常に減少してきた．

> **問題4-11** 寄生虫・原虫に関する記述である．正しいのはどれか．1つ選べ．
> ［創作問題］
> (1) トキソプラズマ症は，肉類がおもな原因食品である．
> (2) アニサキス症は，淡水魚がおもな原因食品である．
> (3) 回虫症は，鶏卵がおもな原因食品である．
> (4) 有鉤条虫症は，生野菜がおもな原因食品である．
> (5) クリプトスポリジウム症は，海産魚介類がおもな原因食品である．

4.9 自然毒食中毒

　動植物の中にはヒトに対して有毒な物質を含むものもあり，誤って摂取すると中毒症状を起こす．**自然毒食中毒**の発生件数は年間100件程度で，食中毒全体から見ると一割程度であるが致命率が高く，食中毒による死者数の半数以上が自然毒によるものである．

　動物性自然毒は魚介類に限られ，もともと無毒の魚介類がプランクトンや細菌が産生する毒素を**食物連鎖によって蓄積**し毒化することが多い．一方，植物性自然毒は**植物自体が産生する毒素**が原因となる．

A. 動物性自然毒食中毒

a. フグ中毒

　フグ中毒は，動物性自然毒の事件数の大半を占め，専門的な知識を持っていない素人の調理によって発生することが多い．フグは種類によって毒素を含む部位が異なり専門的な知識が必要なため，各都道府県単位でふぐ調理師制度などフグの取り扱いに関する条例を制定している．

TTX : tetrodotoxin

(1) 有毒成分　　フグ毒である**テトロドトキシン**（TTX）は，ビブリオ属やシュードモナス属の一部の海洋性細菌が産生し，食物連鎖によりフグに蓄積する．フグ以外にもボウシュウボラやバイなどの巻貝や，ヒョウモンダコ，スベスベマンジュウガニ，カブトガニ，ツムギハゼなどにも確認されている．

　テトロドトキシンはシアン化カリウム（青酸カリ）の約1,000倍の毒力があり，ヒトの致死量は1〜2 mg（約10,000マウス単位）である．

　また，水に不溶で耐熱性があるため通常の加熱調理では分解しない．

　一般に肝臓，卵巣，皮の毒力が強く，食用のフグであっても筋肉，精巣，皮などの可食できる部位は種類によって異なる．また季節，海域や個体によっても毒

> **マウス単位（MU）**
> マウス単位（MU）とは，フグ毒や貝毒の毒力を表す単位である．1 MUは，体重20 gのマウスを，フグ毒の場合は30分で，麻痺性貝毒の場合は15分で，また，下痢性貝毒の場合は24時間で死亡させる毒素量である．いずれも腹腔内投与によって検査する．

量が異なるため食用にできる種類と漁獲場所および食用できる部位が定められており（図4.36，表4.22），取り扱いには専門的な知識が必要である．

(2) 中毒症状 食後20分〜3時間の短時間で発症する．症状は，口から手指のしびれが起こり，頭痛，腹痛，腕痛なども伴う．重症の場合，四肢の麻痺，運動神経麻痺，呼吸困難などを起こし死亡する．死亡までの時間は8時間以内とさ

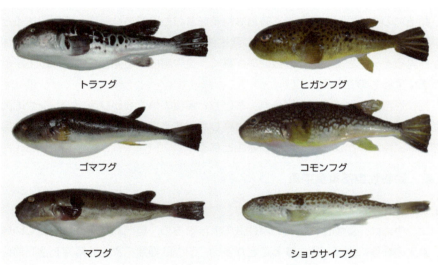

図4.36 おもな食用フグ
［写真：厚生労働省，自然毒のリスクプロファイルより］

種類	部位		
	筋肉	皮	精巣
トラフグ	○	○	○
ヒガンフグ	○	—	—
ゴマフグ	○	—	○
コモンフグ	○	—	—
マフグ	○	—	○
ショウサイフグ	○	—	○
シマフグ	○	○	○
カラスフグ	○	○	○
クサフグ	○	—	—

表4.22 おもな食用フグの種類および部位
○は可食部位，—は食用不可，筋肉には骨を，皮にはひれを含む．岩手県越喜来湾，釜石湾，宮城県雄勝湾で漁獲されるコモンフグ，ヒガンフグは毒性が高いため食用禁止である．

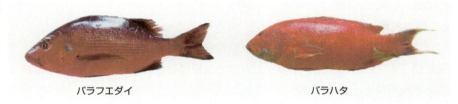

図 4.37 シガテラ食中毒の原因となる魚
[写真：厚生労働省，自然毒のリスクプロファイル]

バラフエダイ　　　　　バラハタ

れている．

b. シガテラ中毒

シガテラ中毒は，熱帯・亜熱帯地域のサンゴ礁周辺に生息する大型の魚類で発症する．海洋性プランクトンの産生する毒素が食物連鎖による生物濃縮によって蓄積するため，プランクトンの発生状況により毒化した魚が生息する海域が変化する．

(1) 有毒成分　　渦鞭毛藻（*Gambierdiscus toxicus*）が産生する脂溶性の毒素シガトキシンがおもな原因で，バラフエダイ，オニカマス（ドクカマス），ドクウツボ，バラハタ（図4.37）など400種以上が毒化する可能性があるが，地域差や個体差が大きいため予測が困難である．おもに亜熱帯で発生しているが，散発的に九州や本州でもイシガキダイが原因の事例があり，発生する海域の北上が問題となっている．

(2) 中毒症状　　潜伏期間は24時間以内で通常食後1〜8時間ほどで発症する．症状は，嘔吐，下痢，腹痛などの消化器系の症状と，神経症状である感覚異常や運動神経麻痺，関節痛，筋肉痛，しびれなどを伴う．特徴的なのは，冷たいものに触れると電気刺激のような痛みを感じる冷温感覚異常のドライアイスセンセーションである．致命率は低く，軽症の場合は数日で回復するが，神経症状は回復が遅く重症の場合，数か月から1年以上継続することもある．

c. パリトキシンおよびパリトキシン様毒

アオブダイやハコフグなどに蓄積した，パリトキシンや類似の毒素により中毒症状を起こす．フグ毒よりも毒性が強く1953年から2013年までに患者数121人に対し死亡者7人と致命率も高い．

毒素は水溶性で加熱による分解は起きないため，煮汁などにも移行する．

d. イシナギ中毒

イシナギの肝臓にはビタミンAが10〜20万IU/gと高濃度に含まれており，誤って摂取するとビタミンA過剰症を発症する．食後30分〜12時間で発症し，激しい頭痛，発熱，嘔吐，顔面の浮腫などが見られる．特徴的な症状として2日目頃から始まる顔面や頭皮の剥離でしだいに全身へと移行する．イシナギの肝臓5〜20gの摂取で中毒になる可能性がある．イシナギの肝臓は1960年に食用禁止となっている．サメ，マグロ，カツオなどの大型魚でも中毒を起こすこと

がある．

e. 脂質異常

アブラボウズ，バラムツ，アブラソコムツは脂質含量が高く大量摂取すると下痢を起こす．バラムツ，アブラソコムツの脂質は消化できないワックスエステルのため販売禁止となっている．

f. 麻痺性貝毒

二枚貝が原因となる食中毒で致死率が高く，熱帯地域から温帯地域まで分布するため，世界中で発生している．

(1) 有毒成分　麻痺性貝毒は植物プランクトンであるアレキサンドリュウム属の渦鞭毛藻や藍藻類によって産生される毒素で，サキシトキシン，ネオサキシトキシン，ゴニオトキシン群が原因となる．ホタテガイ，ムラサキイガイ，アカザラガイ，アサリ，カキなどほとんどの二枚貝の中腸腺に蓄積し毒化する．

現在日本では可食部1gあたり4MU（マウス単位）を越えると出荷が規制される．

(2) 中毒症状　食後30分程度で発症し，唇，舌，顔面のしびれなど軽度の麻痺が起こり，次第に全体に広がり呼吸困難で死亡することもある．この毒素はホヤやスベスベマンジュウガニ，ウモレオウギガニなども高濃度で保有している．

g. 下痢性貝毒

下痢性貝毒は，1976年に宮城県で初めて確認された貝毒で，1980年代前半まで中毒事件が多数発生した．現在は定期的に海水のモニタリングを行い，さらに可食部1kgあたり0.16mgオカダ酸当量以上含まれるものは食用禁止となるため，最近では市販の貝類で発生していない．

渦鞭毛藻のディノフィシス属が毒化に関与し，オカダ酸，ディノフィシストキシン，ペクテノトキシンなどの有毒成分が，毒化したムラサキイガイ，ホタテガイ，コタマガイ，アサリなどの二枚貝から検出されている．おもな症状は下痢，吐気，嘔吐，腹痛である．

h. その他の貝毒

(1) 唾液腺毒（テトラミン）　肉食性巻貝のツブ貝，バイ貝と呼ばれるヒメエゾボラやエゾボラモドキの唾液腺に局在するテトラミンにより中毒症状を起こす．おもな症状は，頭痛，ふらつき，吐気などで比較的軽度である．唾液腺を除去することで予防できる．

(2) バイ毒　バイ（貝）として販売される小型巻貝の中腸腺には，細菌が産生したネオスルガトキシン，プロスルガトキシンなどの毒素を蓄積することがある．食後数時間後に口の渇き，視力減退，瞳孔散大，言語障害などの神経系の症状を引き起こす．

B. 植物性自然毒食中毒

自然界の植物には，食用，薬用になる種類もあるが，一方で有毒成分を含む山菜に似た野草や，**毒キノコ**も数多く存在する．また，**ジャガイモ**や**スイセン**などの身近な植物でも有毒成分を含み食中毒を起こすことがある．原因の大部分は有毒植物や毒キノコを食用と誤認し摂取することで，大半が家庭で発生している．原因の9割を毒キノコが占めるため，発生時期は秋に多いのが特徴である．

a. 毒キノコ

日本には約5,000種類のキノコが生息するといわれ，そのうち約100種が食用にされている．**毒キノコ**は200種以上あるといわれるが有毒成分や作用機構などがよく分かっていないものも多い．判別が非常に難しく，根拠のない言い伝えなどもあり毎年多くの食中毒が発生している．

発生件数の多いものは**ツキヨタケ**で次にクサウラベニタケ，カキシメジやベニテングタケが上位を占めている．中には少量の摂取で死に至る**ドクツルタケ**，シロタマゴテングタケなどもあり採取には注意が必要である．

有毒成分はアマトキシン類，ファリン，ムスカリンなどで，嘔吐，腹痛，下痢，消化器系の障害が主だが，幻覚やけいれんなどの神経系に作用するものや腎臓・肝臓の障害を起こし死に至ることもある．

図4.38と表4.23におもな毒キノコの有毒成分と症状を示した．

b. 有毒植物によるもの

春は，**トリカブト**や**バイケイソウ**の若芽を山菜と誤認して摂取し中毒症状を起こす事例が多い．また，**青ウメ**や**ジャガイモ**など普段食用にしている植物でも有毒な部位があり，**ベニバナインゲン**などは加熱が不十分な場合は有毒成分を含むため注意が必要である．最近の発生状況を見ると**スイセン**など身近な植物での食中毒が増加している．

代表的な有毒成分はジャガイモの**ソラニン**，トリカブトの**アコニチン**などのアルカロイド，青ウメの**アミグダリン**などの**青酸配糖体**で，軽度の場合，嘔吐，腹痛，下痢などの消化器系の症状である．重症化すると中枢神経麻痺による呼吸困

図4.38　おもな毒キノコ
[撮影：ベニテングタケ（著者），それ以外は厚生労働省，自然のリスクプロファイルより]

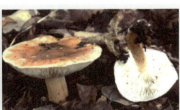
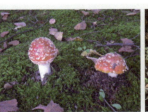
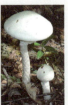

ツキヨタケ　　クサウラベニタケ　　　　カキシメジ　　　　　　ベニテングタケ　　　ドクツルタケ

表 4.23 おもな毒キノコの有毒成分と症状

名称	間違えやすい食用キノコ	有毒成分	おもな症状
ツキヨタケ	ヒラタケ, ムキタケ, シイタケ	イルジン S, イルジン M, ネオイルジン	嘔吐, 下痢, 腹痛
クサウラベニタケ	ホンシメジ, ハタケシメジ	溶血性タンパク質, コリン, ムスカリン	嘔吐, 下痢, 腹痛
カキシメジ	チャナメツムタケ	ウスタリン酸	嘔吐, 下痢, 腹痛
ベニテングタケ	タマゴタケ	イボテン酸, ムシモール, ムスカリン, アマトキシン類	下痢, 嘔吐, 腹痛, めまい, 幻覚, けいれん
シロタマゴテングタケ	シロマツタケモドキ, ハラタケ, ツクリタケ	ファロトキシン, アマニチン, アマトキシン	コレラ様下痢, 嘔吐, 腹痛
ドクツルタケ	シロマツタケモドキ, ハラタケ, ツクリタケ	アマトキシン類, ファロトキシン類, アマニチン	コレラ様下痢, 嘔吐, 腹痛, 肝・腎機能障害
ニセクロハツ	クロハツ, クロハツモドキ	ルスフェリン, ルスフェノール, シクロプロペンカルボン酸	嘔吐, 下痢, 全身筋肉痛, 呼吸困難

表 4.24 おもな有毒植物の有毒成分と症状

植物名	有毒部位と間違えやすい植物	おもな有毒成分	おもな症状
ジャガイモ	緑色部分, 芽	ソラニン, チャコニン	嘔吐, 下痢, 腹痛, めまい, けいれん
スイセン	葉(ニラと誤認), 鱗茎(ノビルと誤認)	リコリン, タゼチン	悪心, 嘔吐, 下痢, 昏睡
チョウセンアサガオ	種子(ゴマと誤認), 根(ゴボウと誤認)	アトロピン, ヒヨスチアミン, スコポラミン	口渇, けいれん, 心拍促進
トリカブト	若芽(ニリンソウ, モミジガサと誤認)	アコニチン, アコニン	手足のしびれ, 腹痛, 嘔吐, 不整脈
バイケイソウ	若芽(ウルイやギョウジャニンニクと誤認)	プロトベラトリン, ジェルビン	吐気, 嘔吐, めまい, 呼吸困難
青ウメ	未熟な果実と種子	アミグダリン	嘔吐, 下痢, けいれん
ベニバナインゲン	種子(加熱不十分)	レクチン	吐気, 嘔吐, 下痢, 腹痛
ヨウシュヤマゴボウ	根(モリアザミの根と誤認)	フィトラッカトキシン	腹痛, 嘔吐, 下痢, けいれん
ドクゼリ	葉(セリと誤認), 根(ワサビと誤認)	シクトキシン	嘔吐, 下痢, 腹痛, めまい, けいれん

難で死に至ることもある.表 4.24 に自然毒食中毒を起こす植物の有毒成分と症状を示した.

> **問題 4-12** 自然毒に関する記述である.正しいのはどれか.1 つ選べ.
> [創作問題]
> (1) 麻痺性貝毒は,二枚貝が合成する固有の毒素である.
> (2) 未熟青ウメには,ソラニンが含まれる.

(3) ジャガイモの発芽部や緑変部には，アミグダリンが含まれる．
(4) テトロドトキシンは，フグが合成する毒素である．
(5) イシナギ中毒は，肝臓に多量に含まれるビタミン A によるものである．

問題 4-13　自然毒に関する記述である．正しいのはどれか．1 つ選べ．
[創作問題]
(1) ドクゼリの有毒成分は，アコニチンである．
(2) 青ウメには，アミグダリンという青酸配糖体が含まれる．
(3) サキシトキシンは，ホタテ貝に蓄積・濃縮される下痢性の毒素である．
(4) スイセンの毒素は，アコニンと呼ばれる．
(5) トリカブトの有毒成分は，リナマリンである．

4.10 化学物質による食中毒

　化学物質による食中毒は，本来は食品成分でない**有害化学物質を含む食品を摂取**することによって発生する．おもな原因物質にヒ素，銅，鉛，亜鉛，スズ，カドミウム，ポリ塩化ビフェニル（PCB），有機水銀，ホルムアルデヒド，次亜塩素酸，農薬，ヒスタミンなどがある．過去にはカドミウムによるイタイイタイ病や，有機水銀による水俣病などの公害病として問題になったものや，加工食品で発生したヒ素ミルク事件やライスオイル事件など多くの患者を出した事例もある．最近の事例ではヒスタミンによる食中毒が半数以上で，洗剤や次亜塩素酸などを誤飲するケースも多い．

　微生物による食中毒や自然毒に比べ，季節や原因食品に特定の傾向がないのも化学物質による食中毒の特徴である．表 4.25 におもな化学物質による食中毒の

表 4.25　化学物質による食中毒の原因物質と人体への影響

原因物質	症状
ヒ素	下痢，嘔吐，筋肉・神経・中枢・肝障害など
ホルムアルデヒド	めまい，嘔吐，呼吸困難
有機塩素剤	吐気，頭痛，けいれん，倦怠感
エチレングリコール	吐気，多尿，呼吸困難
アンチモン	嘔吐，腹痛，下痢，嚥下痛など
銅	急性中毒：嘔吐，悪心，腹痛，下痢，脱力感，けいれんなど 慢性中毒：粘膜や皮膚の変化，肝臓・腎臓障害など
亜鉛	悪心，嘔吐，下痢，腹痛，頭痛，倦怠感

原因物質と症状を示した．

なお，ヒスタミンによる食中毒は細菌性食中毒に，有害化学物質，金属などによる中毒については第5章に記述する．

A. 有害物質を故意に使用する場合

使用が禁止されている食品添加物や農薬を使用している食品や，基準値以上に残存している食品の摂取によって発生する．戦後のエタノールが不足していた時代は，メタノール入りの酒類によって1,841人の犠牲者が出ている．

しかし，メタノールは，その後の発生がないことから1999年12月28日に有害化学物質から削除された．

B. 食品の製造工程で混入する場合

加工食品の製造には，さまざまな食品添加物や器具を使用する．器具を洗浄した洗剤や殺菌剤が残存し混入することもあり，十分な注意が必要である．また，食品添加物などでは最終製品に残らないように除去または中和することが必要な物もあり，適切な処理をしていないと大規模な事故につながる場合がある．

C. 過失による誤飲，誤食

農薬や洗剤などを飲料用の容器に詰め替えて保存し，これを誤飲し中毒症状を起こす事例が後を絶たない．また，厨房に置いてあったヒ素入りの殺鼠剤を誤って食品に加えた事例などもあり，有害な化学物質はきちんと表示し，食品とは別に保管しなければならない．

D. 器具・容器・包装からの混入

陶器や磁器などの釉薬*は色付のため重金属を使用している場合があり，使用条件によっては鉛などが溶出することがある．プラスチック類は製造時にホルムアルデヒドやフタル酸エステルなどを添加しており，食品中に溶出することがある．また，プラスチックに柔軟性を持たせるために加える可塑剤には内分泌かく乱化学物質を疑われている物質もあり問題になっている．最近では金属製の水筒に酸性の飲料を入れるために，内部の銅が溶出し中毒症状を起こしたこともある．器具や容器は適切に使用することが重要である．

＊　ゆうやく，またはうわぐすり

4.11 マスターテーブル法

食中毒事件が発生した場合，行政は発生した食中毒の原因施設，病因物質，原

因食品を特定し，次の食中毒発生を予防することが必要である．まず最初に実施すべきことは，**病因物質と原因食品を確認**することである．患者の症状と共通食品の喫食状況の調査から，病因物質や原因食品をある程度推定することは可能であるが，これらの調査において原因食品が推定できない場合は，食中毒の原因食品の推定を統計学的検定によって行う．その方法が**マスターテーブル法**である．

食品ごとに，食べた人の間での発症者（a），非発症者（b），食べなかった人の間での発症者（c），非発症者（d）の数と**発症率**を示す表（マスターテーブル）を作成する．この表を基にして，カイ二乗（χ^2）検定を行い，ある特定の食品を食べた人の間で，食中毒を発症した確率の有意差（$\chi^2 > 3.84$：危険率 5%，$\chi^2 > 6.63$：危険率 1%）を調べて，有意差が認められれば原因食品を推定することができる．次式によって**カイ二乗（χ^2）検定**を行う．

$$\chi^2 = \frac{(ad-bc)^2(a+b+c+d)}{(a+b)(c+d)(a+c)(b+d)}$$

表 4.26 は，ある施設の 100 人の会食で，50 人の食中毒患者が発生した集団食中毒の事例におけるマスターテーブルである．この表から，食べた人と食べなかった人の発症率の差が最も大きい食品 A について，表 4.27 に示すようにカイ二乗（χ^2）検定を行う．その結果（$\chi^2 = 21.1 > 6.63$，危険率 1%）から，食べた人と食べなかった人の発症率の間に有意差が認められ，本事例の食中毒の原因食品は食品 A である可能性が高いことが強く推定される．しかし，このような統計学的方法だけでは食中毒原因の確定はできない．微生物学的検査，化学的分析によっ

表 4.26 マスターテーブル

	食べた人					食べなかった人			
食品	発症者（a）	非発症者（b）	計	発症率（%）	食品	発症者（c）	非発症者（d）	計	発症率（%）
A	35	14	49	71.4	A	13	38	51	25.6
B	28	25	53	52.8	B	22	27	49	44.9
C	20	24	44	45.5	C	30	26	56	53.6
D	25	21	46	54.3	D	23	31	54	42.6
E	16	32	48	33.3	E	34	28	62	54.8

表 4.27 カイ二乗検定（χ^2 検定）

食品 A	食べた人	食べなかった人	合計
発症者	35（a）	13（c）	48
非発症者	14（b）	38（d）	52
合計	49	51	100

$$\chi^2 = \frac{(35 \times 38 - 14 \times 13)^2 \times (35+14+13+38)}{49 \times 51 \times 48 \times 52} = 21.1 > \chi^2(0.01) = 6.63$$

て病因物質を検出し，特定しなければならない．また，本調査にあたっては，食品を喫食した人からの聞き取り調査がより正確な結果になるように，本当に発症したのか，本当に喫食したのかなど，注意して聞き取ることが重要である．

問題 4-14　次の文を読み「問 1」に答えよ．

[第 22 回平成 20 年管理栄養士国家試験問題 193]

50 名の会食で 25 名が，食事を摂った 4 時間後に激しい嘔吐に加えて，腹痛と下痢を生じた．発熱はなかった．マスターテーブルを作成したところ表 1，表 2 のようになった．また，χ^2（カイ 2 乗）検定を実施したところ表 3 の結果を得た．

表 1　食べた人

食品	発症者（人）	非発症者（人）	合計（人）	発症率（％）
おにぎり	18	19	37	48.6
だし巻き卵	11	12	23	47.8
ほたて貝照焼き	15	13	28	53.6
鶏肉照焼き	12	10	22	54.5
ポテトサラダ	19	6	25	76.0

表 2　食べなかった人

食品	発症者（人）	非発症者（人）	合計（人）	発症率（％）
おにぎり	7	6	13	53.8
だし巻き卵	13	14	27	48.1
ほたて貝照焼き	10	12	22	45.5
鶏肉照焼き	11	17	28	39.3
ポテトサラダ	6	19	25	24.0

表 3

食品	χ^2
おにぎり	0.1040
だし巻き卵	0.0005
ほたて貝照焼き	0.3241
鶏肉照焼き	1.155
ポテトサラダ	13.52

問 1　この食中毒の原因食品と可能性の高い原因菌の組合せである．正しいのはどれか．

（1）おにぎり――――――黄色ブドウ球菌
（2）だし巻き卵――――――サルモネラ菌
（3）ほたて貝照焼き――――腸炎ビブリオ
（4）鶏肉照焼き――――――カンピロバクター
（5）ポテトサラダ――――――黄色ブドウ球菌

4.12 特定給食施設における食中毒予防対策とHACCP

A. 特定給食施設での食中毒予防

病院，学校，事業所，福祉施設などの施設を利用する特定多数の対象者に対して継続的に提供する食事は給食といわれる．健康増進法（第20条第1項）では，特定かつ多数の者に対して継続的に1回100食以上または1日250食以上の食事を供給する施設を**特定給食施設**と規定しており，2017年の給食施設（91,002施設）のうち特定給食施設は55.5％（50,542施設）である．特定給食施設の種類別構成割合は，学校（31.2％），児童福祉施設（26.1％），病院（11.2％）の順となっており，①指定施設*，②1回300食以上または1日750食以上，③1回100食以上または1日250食以上の3つに分類される．

特定給食施設における衛生管理の目的は，喫食者に必要な栄養量および嗜好と食品衛生上安全な給食を提供し，事故を未然に防ぐことである（表4.28）．

* 指定施設：医学的な管理を必要とする者に食事を提供する特定給食施設であって，継続的に1回300食以上または1日750食以上の食事を供給するもの．上記以外の管理栄養士による特別な栄養管理を必要とする特定給食施設であって，継続的に1回500食以上または1日1,500食以上の食事を供給するもの．

表4.28 集団給食施設などで食中毒を予防するための「調理過程における重要管理事項」
*1 75℃，1分間以上，*2 85～90℃で90秒間以上
［大量調理施設衛生管理マニュアル］

① 原材料の受入れおよび下処理段階における管理を徹底すること
② 加熱調理食品については，中心部まで十分加熱し，食中毒菌*1など（ウイルス*2を含む．以下同じ）を死滅させること
③ 加熱調理後の食品および非加熱調理食品が，まな板や調理器具類，あるいは調理する人の手を経由して食中毒菌に汚染されること（二次汚染）からの防止を徹底すること
④ 食中毒菌が付着した場合に菌の増殖を防ぐため，原材料および調理後の食品の温度管理を徹底すること

B. 大量調理施設におけるHACCP

HACCP（またはHACCPシステム）とは，hazard analysis（**危害要因の分析**）とcritical control point（**重要管理点**）のそれぞれの頭文字からなり，原材料の受け入れから最終製品までの各工程を継続的に監視・記録する工程管理システムである．HACCPは国際的に推奨される衛生管理システムとして，食品規格（コーデックス）委員会（国連の国連食糧農業機関（FAO）と世界保健機関（WHO）の合同機関）によって示された．これまで日本では，国，地方自治体，民間機関などが普及に取り組んできたが，導入は大企業が中心であり，中小事業者の導入率は3割程度であった．一方，諸外国ではHACCPに基づく衛生管理の制度化が進んでおり，日本の食品の安全を世界に発信するためにも，海外の安全基準に対応するHACCPの普及は重要な課題であった．このような背景を踏まえ，異物混入や食中毒の防止など食品の安全性の向上のため，2018年6月に改正「食品衛生法」

FAO：Food and Agriculture Organization

が公布され，2020年6月から原則としてすべての食品等事業者に，一般衛生管理に加え，HACCPの制度化が施行されることとなった*.

各事業所は，「HACCPに基づく衛生管理」と「HACCPの考え方を取り入れた衛生管理」の2つを実施する．HACCPに基づく衛生管理は，従業員数や専任の品質管理部門の有無などの一定の規模の条件を有する業者やと畜場，食鳥処理場が対象となり，自社の製品特性や対象となる消費者，施設環境に応じてHACCPの7原則12手順に則った衛生管理が求められる．一方，HACCPの考え方を取り入れた衛生管理には，小規模事業者，当該店舗での小売販売のみを目的とした製造・加工・調理事業者，提供する食品の種類が多く変更頻度が頻繁な業種，一般衛生管理の対応で管理が可能な業種が該当し，HACCPの考え方に基づいて可能な範囲で行うこととなった．

* 法改正により第13条と第14条が削除されるため，総合衛生管理製造過程承認制度は2020年6月までに廃止される．

C. HACCP方式の利点

これまで，食品の安全性はできあがった最終製品の細菌や化学物質を検査することにより保証されると考えられてきた（図4.39上段）．このシステムは，検査を受けた製品と消費者が手にする製品は異なるため，検査が直接安全性の保証につながらない．また，すべての製品（食品）を検査することは難しく，通常は検査結果が判明する前に消費されてしまう．製品の流通が複雑化・広域化・国際化している現在，最終製品の検査だけで危害を確実に防止することが困難になってきた．一方，HACCPシステムは，原材料の生産，流通，加工・調理などの各段階で起こり得る危害をあらかじめ予測し，その危害物質や危害要因を取り除いたり，健康の害にならない程度に減らしたりする手段を考える．さらに，それらを実行するためにはどこに重点的な対策を講じなければならないか考え，またそれをリアルタイムで監視，記録することにより作業工程を管理することで安全性を確保する（図4.39下段）．HACCPの運用管理では，製造環境と製造工程の大きく分けて2つの側面から，生物的，化学的，物理的という3つの危害要因（ハザード）について管理する．

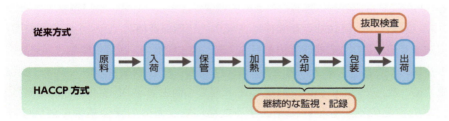

図4.39 HACCP方式と従来方式の比較

D. HACCP 導入の手順

HACCP の導入には，あらかじめ衛生管理のためのマニュアルを作成する必要があり，これは HACCP の 7 原則を盛り込んだ 12 手順から構成されなければならない（表 4.29）．

a. 危害要因分析のための準備

危害要因分析のための準備は，手順 1 から 5 に沿って行われる．

はじめに原材料や製造方法，施設・設備の取扱いと保守・保全，原材料から製品・工程・消費に至るまでの品質管理・品質保証など，それぞれ実務に精通した人を選出し HACCP チームの編成を行う（手順 1）．また，製品・原材料を明確化するため，成分規格や製造基準を見落とさないように，製品の情報を集めることが大切である（手順 2, 3）．製造工程は，汚染区域と清潔区域を区分しながら作り方がイメージできるように書き出し（手順 4），実際に現場の工場内で原料の入荷から製品の出荷まで確認する（手順 5）．

表 4.29 HACCP に関する 7 原則，12 手順

危害要因分析のための準備			
手順 1		HACCP チームの編成	製品を作るための情報がすべて集まるよう，各部門の担当者が必要
手順 2		製品・原材料の明確化（製品の安全管理上の特徴を示す）	製品の種類，原材料，使用食品添加物など，衛生に関する内容を明確にする
手順 3		用途・対象者の確認	製品は，いつ，だれが，どこでどのようにして食べるか，それらの使用用途を明確にする
手順 4		製造工程図の作成	原材料の受け入れから製品の出荷までの製造工程図，施設設備の構造，製造上の衛生管理項目を記載した標準作業書（SSOP）を作成する
手順 5		現場で製造工程図の確認	工程が勝手に変更されていないか，間違いがないかを確認する
HACCP プランの作成			
手順 6	原則 1	危害要因の分析	原材料や製造工程で問題になる危害の要因を挙げる
手順 7	原則 2	重要管理点（CCP）の決定	製品の安全を管理するための重要な工程（管理点）を決定する
手順 8	原則 3	管理基準の設定	重要管理点で管理すべき測定値の限界（熱処理の中心温度など）を設定する
手順 9	原則 4	モニタリング方法の設定	管理基準の測定方法（中心温度計での測定方法）を設定する
手順 10	原則 5	不具合があった時のための「改善措置」の設定	管理基準が守られなかった場合の製品の取り扱いや機械のトラブルを元に戻す方法を設定する（廃棄，再加熱など）
手順 11	原則 6	定期的に見直す「検証」	HACCP システムが正しく実施されていること（設定したことが守られている）を確認する
手順 12	原則 7	記録の文書化と保管	検証するための記録する用紙と，その保存期間を設定する

b. HACCPプラン作成

HACCPチームは，原則1から7に従って手順6から12に沿ってHACCPプランを作成する．

工程ごとにどのような危害要因が潜んでいるか考え，原材料に由来するものや工程の中で発生しうるものを列挙し，それらに対する管理手段を挙げる．特に，微生物を制御するためには，予防もしくは除去・低減する対策が必要となる．また有害な微生物以外にも，化学物質や硬質異物など，生物的，化学的，物理的危害要因として分析する（手順6・原則1）．そして，危害分析で明らかにされた重要な危害要因を管理するために必須の工程を重要管理点（CCP）に決める（手順7・原則2）．管理基準は，温度，時間，水分含量，pH，水分活性，有効塩素の測定および外観やテクスチャーのような官能的指標を含み，各CCPについて特異性と有効性が求められる（手順8・原則3）．

また，各CCPについてモニタリング・システムを設定し，モニタリングは管理基準を逸脱することを防止するための工程の管理を確保する（手順9・原則4）．もし逸脱が起きれば，それに対処するための特定の改善措置が各CCPについて作成されなければならない．そして逸脱および製品の処分の手順は，HACCPの記録保持において文書化する（手順10・原則5）．これらHACCPシステムが正しく機能しているか否かを決定するために，無作為なサンプリングや分析を含む検証および監査の方法，手順を設定する（手順11・原則6）．また，効果的で正確な記録保持は，本システムの適用にとって必須となる（手順12・原則7）．

問題4-15　HACCPによる衛生管理システムについての記述である．正しいのはどれか．［平成24年度栄養士実力認定試験問題38］

(1) HACCPは，危害分析重要管理点を英文で表記したときの頭文字を示している．
(2) 微生物による危害防止のみに適用できるシステムである．
(3) HACCPによるシステムを導入すれば，安全確認の記録は必要ない．
(4) 日本では，すべての食品工場で，このシステム導入が義務付けられている．
(5) HACCPシステムを導入した食品工場では，すべての製品の検査が必要である．

5. 有害物質による食品汚染

　化学工業の進歩により大量生産された種々の化学物質が大量廃棄され，大気，海洋，陸水，土壌などの環境中へ広く拡散した．そのために，人類は日常の食生活をとおして，種々の環境汚染物質を食物連鎖により取り込まざるをえなくなっている．また，輸入食品の増加に伴い，諸外国の食品が身近なものとなった反面，さまざまな有害化学物質に対する注意も必要となってきている．なお，微生物であるカビそのものによる食中毒はないが，カビが生産する有害物質による食品汚染としてここで扱う．

5.1 マイコトキシン

　さまざまな種類のカビ（真菌類）が，栽培あるいは貯蔵中の米，麦，豆類，牧草などに寄生し，増殖して代謝産物を産生する．カビの代謝産物のなかには，ヒトおよび動物に対して有害な作用をもつものがある．そのような有害物質を総称して**マイコトキシン（カビ毒）**という．マイコトキシンの食品衛生上の問題点は，**長期摂取による発がん性**である．マイコトキシンの汚染を防止するためには，食料や飼料が生産される場におけるカビの増殖抑制と，農作物の適切な貯蔵管理によるカビ毒産生の防止が必要である．また，マイコトキシンは一般的に熱に対して安定であるため，通常の加熱調理では完全に分解できない．健康上の危害を防ぐためには，カビの付着した食品の摂取は避けるべきである．

　マイコトキシンを産生するカビとして**アスペルギルス属**，**ペニシリウム属**，**フザリウム属**などがある（表5.1）．

A. アスペルギルス属が産生する毒素

　アフラトキシンは，食品や飼料を汚染して増殖したアスペルギルス・フラブス（*Aspergillus flavus*）やアスペルギルス・パラサイティクス（*A. parasiticus*）などの特定

	マイコトキシンン	おもな生産カビ	汚染食品の例	毒性など
アスペルギルス属	アフラトキシン	Aspergillus flavus	米，ピーナッツ，麦，乳，トウモロコシ，大豆	アフラトキシン B_1，B_2，G_1，G_2，M_1，M_2 が存在，肝発がん性
	ステリグマトシスチン	A. versicolor	米，麦類，小麦粉，味噌など	肝障害，発がん性
	オクラトキシン	A. ochraceus Penicillium verrucosum	麦類，トウモロコシ	同族体のうち，オクラトキシン A は肝・腎機能に障害を与える
ペニシリウム属	シトレオビリジン	P. citreoviride	米	黄変米の原因物質神経毒，衝心脚気の症状
	ルテオスカイリン	P. islandicum	米など穀物	黄変米の原因物質肝機能障害，肝がん
	シクロクロロチン	P. islandicum	米	黄変米の原因物質肝・腎機能障害，肝硬変，肝がん
	シトリニン	P. citrinum	穀物	黄変米の原因物質腎機能障害
フザリウム属	T-2 トキシン	Fusarium sporotrichioides	トウモロコシ，麦類，その他の穀物	赤カビ病の原因物質，悪心，嘔吐，口腔周囲の壊死，白血球の減少
	ニバレノールとデオキシニバレノール	F. nivale	トウモロコシ，麦類，その他の穀物	赤カビ病の原因物質，悪心，嘔吐，口腔周囲の壊死，白血球の減少
	フザレノン-X	F. nivale	トウモロコシ，麦類，その他の穀物	赤カビ病の原因物質，悪心，嘔吐，口腔周囲の壊死，白血球の減少
麦角菌	エルゴタミン，エルゴトキシン	Clavicepus purpurea	大麦，小麦，ライ麦	下痢，腹痛，けいれん，流産・早産

表 5.1　マイコトキシンの生産菌による分類

菌株によって産生される毒性物質である．

　1960 年にイギリスで，ブラジルから輸入したピーナッツミールを与えられた 10 万羽以上の七面鳥が死亡したが，その原因は，コウジカビであるアスペルギルス・フラブスの産生する毒素アフラトキシンであった．

　アフラトキシンには，紫外線照射下で青色の蛍光を発する B_1 および B_2 と，緑色の蛍光を発する G_1 および G_2 がある．また，生体内で水酸化を受けて B_1 は M_1 に，B_2 は M_2 になり，糞尿中などに代謝産物として排泄される（図 5.1）．

　アフラトキシン B_1 を経口投与すると，マウスおよびモルモットに肝小葉周辺性壊死や胆管上皮細胞の異常を起こし，また，ラットでは肝がんを発生させる．アフラトキシンのうちで，B_1 は最も強い発がん性を有しているが，近年，G_1 が B_1 より高い値で検出された事例や，国際的に総アフラトキシン（B_1，B_2，G_1 および G_2 の総和）で規制を行っている国が多いことから，わが国では，全食品に対して総アフラトキシン 10 ppb*以下と規制を強化（2011 年 10 月 1 日施行）している．さらに，乳中のアフラトキシン M_1 については，最近の食品安全委員会の食品健康影響評価，国際動向および国内流通品中の含有実態をふまえて，0.5 ppb 以下の基準値（2016 年 1 月 23 日施行）が設定されている．なお，アスペルギルス属の産生する毒素には，アフラトキシン以外にステリグマトシスチンやオクラトキシン（P. verrucosum も産生）などがある．

＊ ppb は，10 億分の 1 を示す微小単位．

図 5.1 アフラトキシン B_1, B_2, G_1, G_2, M_1 および M_2 の構造式

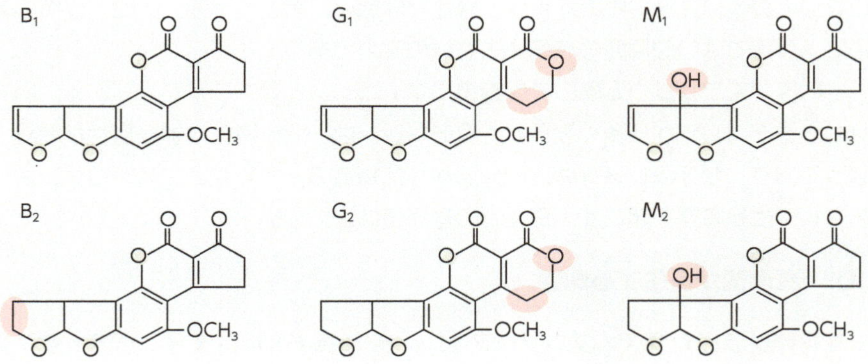

B. ペニシリウム属が産生する毒素

ペニシリウム（Penicillium）属のなかには，米に寄生して，米を黄変（**黄変米**）させるものがある．一般に黄変米といわれるのはイスランジア黄変米，トキシカリウム黄変米，シトリナム黄変米の3種である．

イスランジア黄変米はペニシリウム・イスランジクム（P. islandicum）によって起こる．このカビによって産生される毒素の1つである**ルテオスカイリン**は，経口投与によってマウスに肝機能障害を起こし，長期投与では肝がんを誘発する．また，**シクロクロロチン**は，経口投与によってマウスに肝臓・腎臓障害を起こし，長期投与では肝硬変および肝がんを誘発する．

トキシカリウム黄変米はペニシリウム・シトレオビリデ（P. citreoviride）によって起こる．産生される毒素は**シトレオビリジン**で，動物に対して強い神経毒を示す．

シトリナム黄変米（タイ国黄変米ともいわれる）は，ペニシリウム・シトリナム（P. citrinum）によって起こる．産生される毒素は**シトリニン**で，マウスに皮下注射すると，比較的遅効性の腎臓障害を起こす．

また，**パツリン**は，ペニシリウム属，アスペルギルス属で産生されるが，リンゴの腐敗菌である P. expansum がよく知られており，リンゴジュースの規格基準 0.050 ppm（mg/kg）が設定された．

C. フザリウム属が産生する毒素

麦類に寄生する**フザリウム**（Fusarium）属のカビによって産生される毒素は，エポキシド環からなる数種の**トリコテセン系毒素**である．フザリウム属が寄生した麦類を摂取することによって起こる中毒は，**赤カビ中毒**といわれている．

トリコテセン系毒素としてT-2トキシン，ニバレノール（デオキシニバレノールの暫定的な基準値として，小麦で 1.1 ppm としている）およびフザレノン-Xがある．

これらの毒素に共通の中毒症状は，軽症では悪心，嘔吐，下痢，出血，皮膚の発疹で，重症では口腔周囲の壊死や白血球の減少である．

そのほかにフザリウム属の産生毒素に**フモニシン**と**ゼアラレノン**がある．いずれもトウモロコシから多くみられ，フモニシンは，免疫毒性や神経毒性が問題となっており，ゼアラレノンは，内分泌かく乱物質の一つで強いエストロゲン活性を有し，生殖障害を起こす．日本での基準値はまだない．

D. 麦角菌（ばっかく）が産生する毒素

麦角菌クラビセプス・プルプレア（*Claviceps purpurea*）は，大麦，小麦，ライ麦の開花期に寄生して，エルゴタミンやエルゴトキシンなどの**麦角アルカロイド**を産生する．麦角アルカロイドは交感神経麻痺を起こし，血管，子宮筋を収縮させるため，陣痛促進剤として利用される場合もあるが，穀類に混入すると中毒の原因となる．おもな中毒症状は，嘔吐，下痢，腹痛，頭痛，知覚異常，けいれんであり，妊婦では流産・早産の原因となる．

5.2　農薬

農作物の病害虫・雑草防除，および農作物の生理機能の増進や抑制に用いられる**農薬**は，現代の農業には不可欠なものである．しかし一部の農薬は，ヒトや動物に対して，蓄積性や強い毒性をもっている．

わが国の農薬使用量は極めて多量で，単位面積あたりの農薬使用量は世界第1位である．農薬取締法に基づいて登録されている農薬数は約300種であるが，食品衛生法で残留農薬基準が定められたものは，1992年度では53種の農作物を対象に26種の農薬であった．厚生省（当時）は，1985年から残留農薬基準改正のための実態調査，1989年からは農薬の全般について情報収集を行い，2003年1月までに229農薬について基準値を設定した．さらに，2006年5月には**ポジティブリスト制度**が導入され，全世界で使用されている約800種の農薬等（農薬516種，農薬・動物用医薬品31種，動物用医薬品192種，飼料添加物3種等）を対象に新たな基準が策定され，規制が強化された．

残留農薬等の規制には，ポジティブリスト制度とネガティブリスト制度の2つの方式がある．前者は原則すべてを使用禁止とし，使用を認める農薬のみをリスト化する制度である．後者は，原則，使用は自由であるが，規制する農薬をリスト化する制度である．ポジティブリスト制度においては，残留基準が定められている農薬等はその基準に従う．一方，残留基準が定められていない農薬等については，食品衛生法に基づいて「人の健康を損なうおそれのない量」を定め，規

制を行う．これを"一律基準"という．残留基準が定められていない農薬等がこの一律基準を超えて残留する食品はその販売などが厳しく規制される．一律基準は，0.01 ppm に設定されている．登録農薬は国によって異なっているため，輸入農作物の急増に伴って，わが国で登録されている農薬以外の農薬が検出される事例も多くなっている．安全な食料確保のための十分な監視体制が重要である．

A. 農薬の分類

農薬は，その作用により，殺虫剤，殺菌剤，除草剤，消毒剤およびその他（農作物の生育や開花を調節するために使用される植物成長調整剤など）に大別される（表 5.2）．

a. 有機リン剤

有機リン系農薬には，パラチオン（すでに使用禁止），マラチオン，フェニトロチオン（MEP），EPN などの殺虫剤があり，殺虫力は強く，適用害虫の範囲も広い．植物や動物体内で分解しやすく体内蓄積性は低いが，人畜に対する毒性は強い．有機リン系農薬は，神経伝達の際に生ずるアセチルコリンを分解するコリンエステラーゼを阻害することにより，副交感神経を異常興奮させて，頭痛，寒気，顔面蒼白，呼吸困難および肺水腫などを起こす．

b. 有機塩素剤

有機塩素系農薬である DDT（ジクロロジフェニルトリクロロエタン），BHC（ベンゼンヘキサクロライド），環状ジエン化合物（アルドリン，ディルドリン，エンドリン）は，適用範囲の広い殺虫力と，強い薬効持続性を有しており，しかも比較的毒性も低いので，殺虫剤として広く利用されてきた．しかし，これらは自然界で分解しにくく，しかも動物や植物中に蓄積されるために，食物連鎖による生体濃縮が起こりやすい．このため，現在わが国では，DDT，BHC，環状ジエン化合物の農作物への使用は禁止されている．

DDT や，その代謝物 DDE，DDD は，ヒトのリンパ球の染色体異常を誘発する．

表 5.2 農薬の種類および使用目的

種類	使用目的	農薬の具体例
殺虫剤	1. 昆虫，ダニなどが摂取し効力を発揮する	フッ素剤，有機塩素剤，有機リン剤，ヒ酸鉛など
	2. 体表面から吸収し殺虫効果を発揮する	有機塩素剤，有機リン剤など
	3. 気化して虫の呼吸器から取り入れられ，効果を現す	臭化メチル，シアン化水素など
	4. 植物に吸収され，植物自体が殺虫効果をもつ	ジメトン，チオメトンなど
殺菌剤	1. 病虫害発生前に菌の生育を阻害する	ボルドー液など
	2. 病虫害発生時に使う	抗生物質，塩素系・リン系菌剤など
除草剤	雑草を枯死させる．また，その種子の発芽を抑制する	2,4-ジクロロフェノキシアセテート（2,4-D），ペンタクロロフェノール（PCP）など
消毒剤	1. 播種前に種子の病原菌を殺す	チオファネートメチル，酢酸フェニル水銀など
	2. 播種前や苗の移植前に土壌に施す	クロロピクリン，臭化メチル，キントゼンなど
その他	植物の発芽抑制，生長調整，落果防止，殺鼠剤，忌避剤など	マレイン酸ヒドラジド，ジベレリンなど

また，マウスに経口投与すると，肝腫瘍，リンパ腫，肺腫瘍を発生させる．BHC の α，β，γ，δ の異性体のうち，γ 体が強い殺虫作用を有するが，ヒトのリンパ球の染色体異常を引き起こす．また，α，β，γ 体はマウスの経口投与で肝腫瘍などを誘発する．環状ジエン化合物についても，腫瘍を形成することが動物実験で確かめられている．これらの有機塩素剤は，ともに中枢神経を刺激してけいれんなども引き起こす．

c. カルバメート剤

カルバメート系農薬にはカルバリル（NAC），フェノブカルブ（BPMC）などがあり，コリンエステラーゼを阻害するが，その作用は有機リン系農薬より弱い．ヒトにおける中毒症状は嘔吐，縮瞳，協調運動失調，けいれんなどである．

d. 有機フッ素剤

有機フッ素系農薬には，毒性の強い殺鼠剤であるモノフルオロ酢酸ナトリウムがある．これは体内でモノフルオロクエン酸に変化し，クエン酸回路を阻害して毒性を発揮する．

ヒトにおける中毒症状は，中枢神経刺激による頭痛，嘔吐，チアノーゼ，意識障害，けいれん，呼吸麻痺である．

e. 有機水銀剤

有機水銀系農薬として，酢酸フェニル水銀が殺菌剤として用いられていたが，水銀の慢性毒性が問題となり，現在は使用禁止となっている．

ヒトにおける中毒症状は，手足および口周囲のしびれ，ハンター・ラッセル症候群（求心性視野狭窄，小脳性運動失調，聴力障害，知覚障害，精神症状）などである．

B. 残留農薬基準

残留農薬基準とは，ヒトの健康への障害を未然に防ぐ目的で食品中に残留する農薬の限度値を定めて，この値を超えた食品は市場に流通しないように規制するための基準をいう．残留農薬基準は，個々の食品について，各農薬ごとに設定されている（表 5.3）．

表 5.3 残留農薬基準の例
［食品衛生法より抜粋］

農薬	大麦	米（玄米）	大豆	ウメ	ミカン	トマト	レタス	牛の筋肉
BHC（α, β, γ, δ の総和）[*1]	0.01[*3]	0.2	0.2	0.3[*3]	0.2	0.2	0.2	0.02[*3]
DDT（DDD，DDE を含む）[*2]	0.1	0.2	0.2	0.5	0.2	0.2	0.2	1
ディルドリン（アルドリンを含む）	0.02	ND	0.05	0.05	ND	0.02	0.02	0.2
パラチオン	0.5	ND	0.3	0.05	0.3	0.3	0.3	0.05
マラチオン	2.0	0.1	0.5	2.0	0.5	0.5	2.0	2.0

[*1] BHC には，α, β, γ, δ の 4 種類の異性体が存在するため，すべての合計値として規制されている．
[*2] DDT には，DDD，DDE の代謝物と，おのおのの o,p' と p,p'-の異性体，計 6 種類が規制されている．
[*3] γ-BHC として規制されている．
ND：不検出，単位：ppm

> **一日摂取許容量(ADI)**
>
> もともとは農薬について定められた数値で,世界保健機関(WHO)と国際連合食糧農業機関(FAO)の合同農薬専門家会議で定められた.ヒトが毎日この量の農薬を一生涯にわたって摂取しても,影響を受けないであろうという最大値で,一日体重 kg あたりの mg または μg で表す(mg, μg/kg/日).食品添加物,農薬,動物用医療品など,意図的に使用したものについて設定する.

基準値の設定方法は,まず対象の農薬について一日摂取許容量(ADI)を決定する.また国民健康・栄養調査から,食品ごとの1日あたりの平均摂取量(In)を算出する.このとき残留基準値(Sn)は次式で表される.

$$ADI \geqq \sum In \cdot Sn$$

すなわち,全食品について基準値の上限まで農薬が残留していたとしても,全食品から摂取する農薬の総和は,ADI を超えないように残留農薬基準が設定されている(表5.3).

なお,ポジティブリスト制度の施行後は,すべての食品が残留農薬の規制対象となった.

C. 収穫後使用農薬(ポストハーベスト農薬)

収穫された農産物が消費者にわたるまでには,さまざまな過程(選別,洗浄,薬剤処理など)を経る.とくに諸外国では,収穫後の農作物の貯蔵および輸送中の害虫やカビの発生を防止するために農薬や燻蒸剤による処理が行われており,これらの農薬を**収穫後使用農薬**(**ポストハーベスト農薬**)という.

多くの国では,ポストハーベスト農薬とプレハーベスト農薬(収穫前使用農薬)は同一の法律で扱われている.しかし,わが国では農薬は農産物の収穫前に使用するものという概念があるため,オルトフェニルフェノール(OPP)およびそのナトリウム塩(OPP-Na),ジフェニル(DP),チアベンダゾール(TBZ),イマザリル(IMZ),フルジオキソニル,アゾキシストロビン,ピリメタニルについては,食品添加物(防カビ剤)として取り扱われている(p.132参照).

ポストハーベスト農薬は機能別に分類すると,①殺菌剤(防カビ剤:イマザリルなど),②殺虫剤(マラチオン,フェニトロチオンや燻蒸剤としての臭化メチルなど),③発芽防止剤(マレイン酸ヒドラジドなど),④組織の劣化(へた落ちなど)防止剤,⑤酸化防止剤,⑥果実の成熟調製剤などである.農産物の貿易は世界中に拡大する傾向にあり,輸送には時間を要するため,これらの薬剤の必要性は今後とも増加すると考えられる.

5.3　低沸点有機ハロゲン化合物

低沸点有機ハロゲン化合物とは，トリハロメタン，トリクロロエチレン，テトラクロロエチレン，ジクロロメタン，四塩化炭素など揮発性が高く，塩素や臭素などのハロゲン元素を含む低分子量の有機化合物である．これらのうち，トリハロメタン，トリクロロエチレンが飲料水の汚染物質として，特に問題となる．

A.　トリハロメタン

水道水は，病原菌を殺菌するために塩素消毒される．しかし，塩素消毒によってヒトの健康に有害な**トリハロメタン**，ハロ酢酸類，ハロアセトニトリル類，ハロケトン類などの有機塩素化合物が生成する．これらは，水道原水中のフミン物質*と塩素とが反応して生じるが，トリハロメタンの生成量が最も多い．

トリハロメタンは，メタン分子（CH_4）の 4 つの水素原子のうち，3 つがハロゲン（塩素 Cl，臭素 Br）に置き換わった化合物で，クロロホルム（$CHCl_3$），ブロモジクロロメタン（$CHBrCl_2$），ジブロモクロロメタン（$CHBr_2Cl$）およびブロモホルム（$CHBr_3$）の 4 種類の化合物がある．

水道水中の総トリハロメタンの基準値（mg/L）は 0.100 であるが，その主体はクロロホルムである．クロロホルムはマウスを用いた慢性実験で，肝細胞がんを誘発することが認められている．トリハロメタンの物性，水道法の基準値および毒性を表 5.4 に示す．

*　植物などの有機物が分解し，重縮合を受けて生じた高分子の物質を腐植質といい，腐植炭（フミン），腐植酸（フミン酸），フルボ酸に大別される．

表 5.4　トリハロメタンの物性，基準値および毒性

化合物名	沸点（℃）	比重	基準値（mg/L）	毒　性
クロロホルム	61.2	1.47	0.060	肝，腎毒性，発がん性（マウス）
ブロモジクロロメタン	90.1	1.98	0.030	肝，腎毒性
ジブロモクロロメタン	120	2.38	0.100	肝毒性
ブロモホルム	149.6	2.90	0.090	肝毒性

B.　地下水汚染物質

トリクロロエチレン，テトラクロロエチレンおよび 1,1,1-トリクロロエタン（図 5.2）は，金属や機械の脱脂洗浄剤，ドライクリーニング洗浄剤として大量に使用されていた．これらの化合物は，比重が大きいため地下に浸透しやすく，汚染された土壌から長期間にわたって，徐々に溶出して**地下水を汚染**する．また，これらの化合物は，地下水に滞留しやすい．

トリクロロエチレンは，ヒトの体内に蓄積して肝臓障害を，またマウスに肝細

図 5.2　トリクロロエチレンなどの有機ハロゲン化合物の構造式

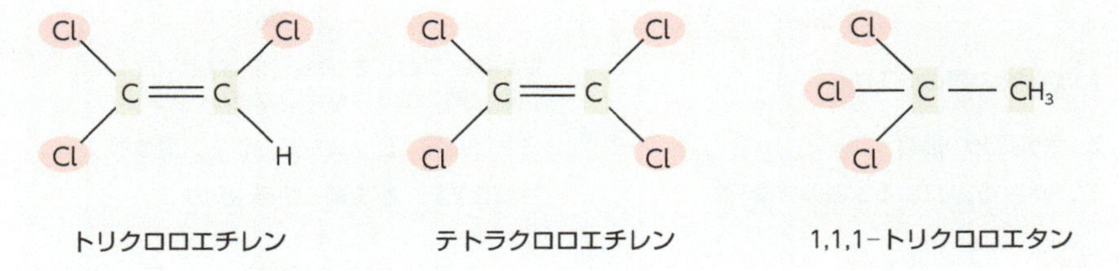

トリクロロエチレン　　テトラクロロエチレン　　1,1,1-トリクロロエタン

表 5.5　トリクロロエチレンなど地下水汚染物質の物性，基準値および毒性

化合物名	沸点(℃)	比重	基準値(mg/L)	毒性
トリクロロエチレン	86.7	1.47	0.01	ヒト：肝臓障害 マウス：肝細胞がん
テトラクロロエチレン	121.2	1.44	0.01	ヒト：中枢神経抑制，肝臓，腎臓障害 マウス：肝がんの発生 ラット：がんの発生認めず
1,1,1-トリクロロエタン	113.8	1.33	0.3	ヒト：急性肺充血，浮腫

胞がんを起こすことが知られている．トリクロロエチレンは，肝臓中の酵素であるシトクロム P-450 の作用によってトリクロロエチレン-エポキシドに変化し，これが DNA を損傷して，発がん性を現すものと考えられている．

テトラクロロエチレンは，ヒトに対して中枢神経の抑制，肝臓，腎臓障害を起こす．また，マウスでは肝がんを誘発するが，動物の種によって相違があり，ラットには発がん性は認められていない．

1,1,1-**トリクロロエタン**は，ヒトに急性肺充血や浮腫を起こすことがわかっているが，現在のところ発がん性については認められていない．

トリハロメタンやトリクロロエチレンなどで汚染された水道水や地下水を長期間摂取することは，これらの物質が発がん性を有する疑いがあることから，問題視されている．したがって，定期的な水質検査が重要である．

トリクロロエチレンなど地下水汚染物質の物性，水道法の基準値および毒性を表 5.5 に示す．

5.4　抗生物質と合成抗菌剤

家畜，家禽，養殖魚介類などの生産性の向上を目的として，多くの**抗生物質**や**合成抗菌剤**が飼料添加物として使用されている．

飼料添加物は「飼料の安全性の確保及び品質の改善に関する法律」（飼料安全法）によって規制され，それぞれの品目ごとに使用できる動物の種類，年齢，飼料添加物としての濃度範囲，休薬期間（1週間）が決められている．飼料添加物は，その使用目的によって3つに分類される（表 5.6）．

表 5.6 飼料添加物の分類

使用目的	添加物の例
1. 飼料の品質の低下防止	防腐剤：プロピオン酸，ギ酸など 抗酸化剤：エトキシキンなど
2. 栄養成分の補給	ミネラル類，ビタミン類，アミノ酸など
3. 飼料の抗菌による家畜の感染予防	抗菌性物質，駆虫剤，抗原虫剤など

また，飼料添加物以外に，生産性向上，疾病予防，疾病防除，治療，防疫の目的で，動物用医薬品が使用されている．そのため，それらの薬物やその代謝物が食品中に残留して健康に危害をおよぼす可能性がある．

家畜や養殖魚介類の生産段階において使用される動物用医薬品（飼料に添加する場合を含む）のうち，抗生物質および合成抗菌剤については，これらを含む食品を摂取することによるヒトの健康への影響（①耐性菌の出現，②腸内細菌叢のバランスの崩壊による菌交代症，③アレルギーを起こしやすい過敏症の誘起）を防止するため，食肉，魚介類などに含有してはならないと規制されてきた．

しかし近年，抗生物質および合成抗菌剤が含まれる食品を摂取しても，ヒトの健康に影響をおよぼさないレベルがあることがわかり，食品中の残留基準値が設定されている．また，寄生虫駆除剤，ホルモン剤などについても，安全性評価のために必要な資料が整備され，残留基準が設定されている．ポジティブリスト制

表 5.7 動物用医薬品の残留基準の例 ［食品衛生法より抜粋］

| 分類 | 乳 | 肉（筋肉） | | | | | | | 魚介類 |
		ウシ	ブタ	ウマ	ヒツジ	ニワトリ	アヒル	七面鳥	
（抗生物質） オキシテトラサイクリン[*1]	0.1	0.2	0.2	0.10[*2]	0.2	0.2	0.2	0.2	0.2[*2]
（合成抗菌剤） カルバドックス スルファジミジン	ND 0.025	ND 0.10	ND 0.10	ND 0.10	ND 0.10	ND 0.10	ND 0.10	ND 0.10	ND —[*7]
（寄生虫駆除剤） イソメタミジウム イベルメクチン[*3] クロサンテル チアベンダゾール[*4] アルベンダゾール[*5] フルベンダゾール	0.10 0.01 — 0.10 0.10 0.01	0.10 0.01 1.0 0.10 0.10 0.02	— 0.02 — 0.10 0.10 0.010	— — 0.10 0.10 0.10 —	— 0.01 — 0.10 0.10 —	0.01 1.5 0.05 0.10 0.10 0.20	— — — 0.10 0.10 0.20	— — — 0.10 0.10 0.20	— — 0.02 — — —
（ホルモン剤） ゼラノール 酢酸トレンボロン[*6]	0.002 ND	0.002 0.002	0.002 ND	— —	— —	0.002 ND	— —	— —	0.002 ND

*1 オキシテトラサイクリン，テトラサイクリン，クロルテトラサイクリンの和として
*2 オキシテトラサイクリンのみの値　　*3 22,23 ジヒドロアベルメクチン $B_1 \alpha$ として
*4 畜水産物においてはチアベンダゾールおよび 5-ヒドロキシチアベンダゾールの和として，その他の食品についてはチアベンダゾールとして
*5 アルベンダゾールは，その代謝物である 5-プロピルスルホニル-1H-ベンズイミダゾール-2-アミンとして
*6 酢酸トレンボロンは，α-トレンボロンおよび β-トレンボロンの和として（ただし牛の筋肉は，β-トレンボロンとして）
*7 —：一律基準（0.01 ppm）を適用
ND：不検出，単位：ppm

度の施行に伴い，多くの動物用医薬品について残留基準が設定されている．乳，食肉，魚介類などの食品には一律基準が適用される（表5.7）．

5.5 放射性物質

核爆発実験や原子力発電所，核兵器工場などの不慮の事故により環境中へ放出された放射性物質は，大気，水，土壌などを汚染する．これらが直接または食物連鎖により農畜産物や魚介類に取り込まれ，食品の放射能汚染が引き起こされる．環境中の放射性物質の濃度が低くても，食品中の濃度は生物濃縮によって高くなることが多い．食品における放射能汚染の大きな問題点は，食品とともに体内に摂取された放射性物質による内部被曝である．

飲食物汚染に関係する主要な放射性核種は，ヨウ素-131（^{131}I），ストロンチウム-90（^{90}Sr）およびセシウム-137と134（^{137}Cs, ^{134}Cs）である．

A. 飲食物汚染に関係する放射性核種

核実験や原発事故直後にまず問題となるのは，物理学的半減期*は8日と短いが生成率の高い^{131}Iによる牛乳や生鮮野菜などの汚染である．^{131}Iは生体中で特異的に甲状腺に蓄積されるため，甲状腺機能障害（甲状腺がん）をもたらす．

次いで問題となるのは，物理学的半減期の長い^{90}Srおよび^{137}Csである．^{90}Srはカルシウムと似た性質をもち，腸管から吸収され骨に沈着し，骨髄の造血機能障害や骨のがんを誘発する可能性がある．また，^{137}Csはカリウムに似た性質をもっているので，生体に入るとほとんどが筋肉に分布する．生物学的半減期*は約140日と長いため生殖腺などを照射して障害を与える．

内部被曝の原因となる放射性核種の人体への侵入経路は，飲食物とともに経口摂取される場合（主要経路）以外に，大気中の放射性核種を呼吸によって肺から取り込む場合もある．

飲食物汚染に関係した核種の，^{90}Sr, ^{137}Csおよび^{131}Iの性状を表5.8に示す．

*　放射性物質の放射能の強さは，原子核の崩壊により指数関数的に減少するが，もとの値の1/2になるまでの時間を物理学的半減期という．一方，生体内に取り入れたとき生理的に排出されてもとの値の1/2になるまでの時間を生物学的半減期という．

放射性物質にかかわる単位

放射性物質から放出される粒子や電磁波を放射線といい，放射線を出す能力を放射能という．放射性物質が放射線を出す能力（放射能の強さ）を表す単位をベクレル（Bq）といい，放射線を受けた時の人体への影響を表す単位をシーベルト（Sv）という．また，放射線のエネルギーが物質にどのくらい吸収されたかを表す単位をグレイ（Gy）という．

表 5.8 放射性核種の性状
＊ ^{134}Cs の物理学的半減期は，2 年である．

核種	物理学的半減期	標的臓器	障害
^{90}Sr	28 年	骨	骨髄の造血機能障害
^{137}Cs＊	30 年	筋肉組織	生殖腺障害
^{131}I	8 日	甲状腺	甲状腺機能障害

B. おもな放射能汚染事件と汚染食品

1954 年マーシャル諸島ビキニ環礁で行われた核爆発実験による放射性降下物によって，わが国の漁船が被害を受け犠牲者を出し，さらにマグロなどの魚が放射能汚染された事件がある．

また，1986 年にウクライナ共和国で起きたチェルノブイリ原子力発電所の事故のため，東欧諸国の農産物が放射性核種によって広く汚染された．この事故では，初期には，^{131}I による牛乳の汚染が顕著であったが，中長期的には物理学的半減期の長い ^{137}Cs や ^{90}Sr が残留した．この事故以降，わが国においては，食品衛生法第 6 条に基づいて，欧州産輸入食品の放射能検査が実施されている．国際放射線防護委員会（ICRP）勧告および放射性降下物の核種分析結果などに基づいて，わが国の輸入食品中の放射能濃度の暫定限度は ^{137}Cs と ^{134}Cs の合計値で 370 Bq/kg と設定されている．最近では，これらの放射能濃度は徐々に減少し，暫定限度を超える輸入食品は少なくなってきている．しかし，核爆発実験などにより環境に排出される放射性物質の汚染は続いていることから，十分な監視が必要である．欧州からの輸入食品の暫定限度（放射能濃度）を超えた例を表 5.9 に示す．

日本では，2011 年 3 月 11 日の東日本大震災により，東京電力福島第一原子力発電所の原子炉が損傷する事故が発生し，発電所周辺の広範な環境中に，^{131}I，^{137}Cs，^{90}Sr などの核分裂生成物を含む大量の放射性物質が放出された．その結果，発電所周辺の広い範囲で農畜水産物の放射性物質による汚染が発生したため，厚生労働省は，食品中の放射性物質の暫定規制値を設定し，暫定規制値を超える食品が市場に流通しないよう出荷制限などの措置を講じてきた．しかし，よりいっ

表 5.9 暫定限度（放射能濃度）を超えた欧州産輸入食品の例
当時の厚生省生活衛生局食品保健課（1998 年 1 月 21 日），放射能暫定限度を超える輸入食品の発見について（第 33 報）より抜粋．発表年とは，厚生省（当時）が検査結果を公表した年を示す．

食品名	^{134}Cs＋^{137}Cs（Bq/kg）	発表年
ヘーゼルナッツ	520＋980	1987
月桂樹	490＋720	1987
トナカイ	389	1987
ハーブ茶（カモミール）	8,780	1987
黒すぐりピューレ	425	1987
ビーフ・エキストラクト	622	1987
キノコ（カノシタ）	636	1988

表 5.10 食品群に対する放射性物質の新基準値（2012年4月1日施行）
放射性ストロンチウム，プルトニウムなどを含めて基準値を設定．
資料：厚生労働省医薬食品局

食品群	一般食品	乳児用食品	牛乳	飲料水
基準値（単位：Bq/kg）	100	50	50	10

そう，食品の安全と安心を確保するために，長期的な観点から食品群ごとに新たな基準値を設定・強化（2012年4月1日施行）した（表5.10）．なお，新基準値は表5.10で示す放射性セシウムで規制されるが，放射性セシウム以外で半減期が1年以上の放射性核種（Sr, Pu など）については，それらの存在比率から放射線量を放射性セシウム換算値として算出し，食品からの被曝線量が年間1mSvを超えないように設定している．

5.6 ダイオキシン

PCDD : polychlorinated dibenzo-p-dioxin

ダイオキシン（PCDD）は，ポリ塩化ジベンゾ-パラ-ジオキシンといわれる一群の有機塩素化合物の略称である．PCDD は塩素を含む農薬の製造や，化成品廃棄物などの不完全燃焼にともなって非意図的に生成し，大気，水，土壌などの環境を汚染する．ダイオキシンは，難分解性で脂溶性が高く，生体への蓄積性が高い．このため，環境中の PCDD が，食物連鎖をとおして動物やヒトの体内に高濃度に蓄積することがある．PCDD と近縁の有機塩素化合物のなかには，ポリ塩化ジベンゾフラン（PCDF）やコプラナー PCB（Co-PCB）と略称される一群の化合物があるが，これらの化合物の環境中での動態や毒性学的な性質は PCDD とよく類似している．このため PCDD，PCDF，Co-PCB の三者をあわせてダイオキシン類と総称する（図 5.3）．

＊ 50％致死量：化学物質の毒性の強さを死亡で評価するとき，致死率が50％になる用量で，数値が小さいものほど毒性が強い．

ダイオキシン類のなかでは 2,3,7,8-四塩化ジベンゾ-パラ-ジオキシン（TCDD）（図 5.4）の毒性がもっとも強い．実験動物モルモットにおける TCDD の LD_{50} 値（50％致死量＊，経口）は 0.6 μg/kg であり，遅延性の致死作用が極めて強い．しかし，この致死作用は実験動物による種差が大きい．実験動物において TCDD は，

図 5.3 ダイオキシン類

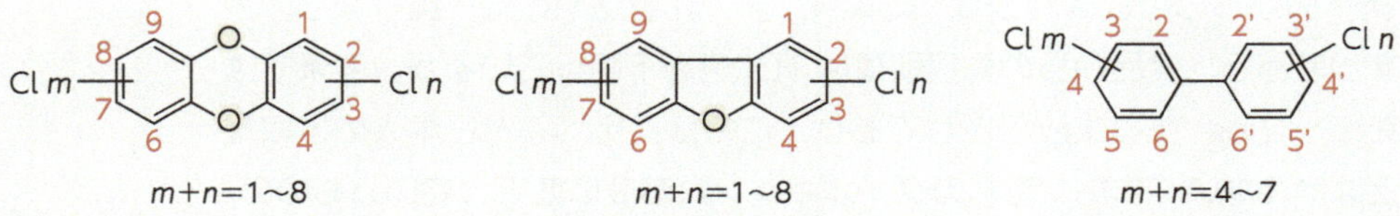

ダイオキシン
（ポリ塩化ジベンゾ-パラ-ジオキシン：PCDD）
塩素のつく位置と数によって75種類ある
$m+n=1〜8$

ポリ塩化ジベンゾフラン（PCDF）
135種類ある
$m+n=1〜8$

コプラナー PCB（Co-PCB）
平面構造をもつ PCB で13種類ある
$m+n=4〜7$

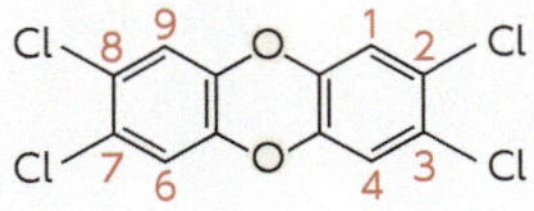

図 5.4　2,3,7,8-四塩化ジベンゾ-パラ-ダイオキシン（TCDD）

　体重減少，胸腺萎縮，皮膚障害（**クロルアクネ**），心筋障害，肝障害，生殖毒性（精子の減少，子宮内膜症），奇形（口蓋裂），発がん（肝臓，肺，皮膚など）などの有害作用をもたらすほか，内分泌系や中枢神経系への影響も観察されている．
　ヒトがダイオキシン類に曝露された事例としては，有機塩素農薬の製造工場における職業性曝露，イタリアのセベソの化学工場爆発（1976 年）による住民などの被災，1960 年代のベトナム戦争の枯葉剤作戦に従事した米兵などの被害などが知られている．また，カネミ油症事件（1968 年，北九州一帯）の病因物質はPCDF と Co-PCB であることが明らかにされている．これらの事例調査から，比較的共通して確認されているのはクロルアクネの発生である．このほかには肝障害，神経障害，内分泌系への影響などが示唆されている．国際がん研究機関（IARC）はダイオキシン類のなかで TCDD のみを，ヒトに対する発がん性が十分に確かめられたものとしてグループ 1 に分類している．農薬工場やセベソ事故の被曝露者で全がん発生率が高いこと，動物実験で十分な証拠があることなどがその根拠となっている．世界保健機関（WHO）は，ダイオキシン類の健康問題は致死毒性ではなく，環境をとおした人への低濃度曝露がもたらす生殖機能，免疫機能，脳機能などへの影響であるとしている．
　日本では 2000 年に，ダイオキシン類の**耐容一日摂取量**[*1]（**TDI**）を 4 pg[*2] TEQ/kg/日と定めている．**TEQ**（**毒性等価換算濃度**）とは，ダイオキシン類と総称される個々の化合物は，それぞれの毒性の強度が同じではないため，ダイオキシン類としてその存在量を示すとき，それを構成する個々の化合物の量を，相当する毒性を示す TCDD の量に換算して表示したものである．
　通常の生活環境ではダイオキシン類のほとんどは食品を介して取り込まれる．2014 年度の日本人の食品からのダイオキシン類の摂取量は 0.69 pg TEQ/kg/日である（図 5.5）．食品群別に見ると魚介類からの摂取量がもっとも多く約 90%，肉・卵からの摂取は約 8%，調味料，乳・乳製品や砂糖・菓子からの摂取はわずかである．食品からの総摂取量は TDI 値を下回っているが，欧米ではTDI 値を 1 〜 2 pg TEQ/kg/日としており，この値と比べると日本人の摂取量が低いとはいえない．また，母乳のダイオキシン類濃度は低下しているものの，乳児は依然として TDI 値を超える曝露を受けている．

[*1]　ADI と同様に，ヒトが生涯にわたって継続的に摂取しても健康に影響を及ぼすおそれがない 1 日あたりの摂取量をいう．ダイオキシンのように非意図的な化学物質による汚染について設定される．
[*2]　4 pg（ピコグラム＝$4×10^{-12}$ g）
TEQ: toxic equivalent

図 5.5 食品からのダイオキシン類の1日摂取量の経年変化
WHO 2006 TEF により計算.
[厚生労働省,食品からのダイオキシン類一日摂取量調査]

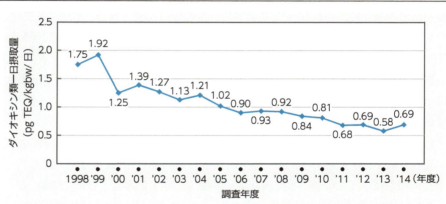

> **生物濃縮**
> 環境汚染によって有害物質が生態系に残留するなら,食物連鎖(例:植物→草食動物→肉食動物→上位肉食動物)によって有害物質は濃縮される.これを生物濃縮という.一つの食物連鎖では,有害物質は10倍濃縮される.仮に4段階の食物連鎖があると,最上位の肉食動物においては1万倍(10^4倍)に濃縮された有害物質を取り込むことになる.

5.7 ポリ塩化ビフェニル

PCB : polychlorinated biphenyl

ポリ塩化ビフェニル(PCB)は,ビフェニルを塩素化した化合物である(図 5.6).PCB は化学的に安定で電気絶縁性,不燃性が高いことから,変圧器や蓄電器(トランス,コンデンサー)の絶縁油,熱媒体(化学工場,暖房器具),溶剤(印刷インキ,ノーカーボン紙)などに使用された.しかし,PCB の有害性が明らかになり,1972年に国内生産・使用が中止された.1973 年には「化学物質の審査及び製造等の規制に関する法律」(化審法)において,環境中で安定性が高く,生物体内に蓄積されやすい有害化学物質である「第1種特定化学物質」に指定され,全面的に使用禁止になった.PCB の処理が重要な課題となっている.難分解性のため現

図 5.6 PCB

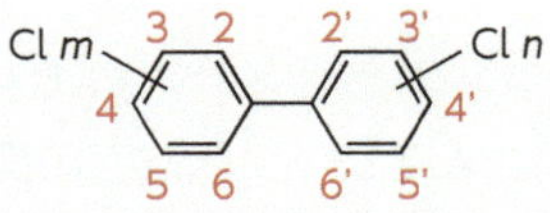

$m+n=1〜10$
209 種類ある

在も環境汚染が続いており，野生生物や食品全般から検出される．食品衛生法で，魚介類，牛乳，乳製品，育児用粉乳，肉類，卵類，および容器包装に暫定規制値 0.5 〜 5 ppm が設けられている．

　実験動物のラットやマウスにおける PCB の急性毒性は強くないが，連続摂取によって肝臓肥大，免疫機構の抑制などを引き起こす．サルにおいては，脱毛，紅斑，まぶたの浮腫，月経異常などの症状が見られる．

　わが国では，食品の製造過程で PCB が混入したことによる大規模な食品公害として，以下のような**カネミ油症事件**を経験している．1968 年 3 月，北九州一帯で，顔や首などににきび様皮膚症状，眼脂（めやに）の増加，眼瞼の腫脹（まぶたのはれ）などを訴える患者が多く現れた．いずれの患者もカネミ倉庫社製の米ヌカ油（ライスオイル）を食べていた．その後この事件は，油の精製工程で，熱媒体として使用されていた PCB がパイプから漏れ出し，米ヌカ油に混入したことが原因であるとされた．

　被害者の中毒症状は「油症」と呼ばれ，にきび様皮疹（クロルアクネ），色素沈着，眼脂の過多，全身の倦怠感，頭痛，四肢の異常感覚，せき，たん，気管支炎，腹痛，月経異常などの多彩な症状がみられる．現在まで症状が継続している例もあり，有効な治療法なく対症療法のみである．「油症」は，当初 PCB による食中毒と考えられたが，のちに主原因物質は微量に混在したダイオキシン類（5.7）の **PCDF** であることが実証され，ダイオキシン類による健康障害であることが明らかとなった．

5.8　有害金属とその化合物

A.　ヒ素（As）

　ヒ素は自然環境中に存在する元素である．ヒ素を含む化合物は有機ヒ素と無機ヒ素に分けられる．有機ヒ素は低毒性であるが，無機ヒ素は毒性が強く，特に**亜ヒ酸**（三酸化ヒ素，As_2O_3）は古くから事故や犯罪にまつわる毒物としてよく知られている．亜ヒ酸の急性中毒症状は，まず，嘔吐，血性下痢，激しい腹痛など，また頻脈，血圧低下，呼吸困難などが起こり，次に腎不全，黄疸，末梢神経炎などが起こる．

　ヒ素は，海産物（ヒジキ，コンブ，ワカメ，ブリ，サバ，サンマなど）にも含まれ，特にヒジキは無機ヒ素を多く含んでいる．米などの農産物中にも微量のヒ素が含まれる．日本人は海藻類や魚介類を摂取する食習慣があり，他国と比べて多くのヒ素を摂取している．しかし，現在のところ食品からのヒ素摂取による明らかな

健康障害は認められていない.

　海外（インド，バングラデシュ，中国など）において，慢性ヒ素中毒患者が見られる．この原因は，高濃度の無機ヒ素を含む井戸水を飲料水としていることである．飲料水を通じて継続的にヒ素を摂取することによる発がん，皮膚への影響，生殖・発生への影響，神経発達への影響などが知られている．

　わが国では，食品のヒ素汚染事件として**森永ヒ素ミルク中毒事件**を経験している．1955年6月以降，岡山県を中心とする西日本一帯で，発熱，皮膚の黒変，貧血，肝臓肥大などの症状を呈する乳児が多発した．患者の症状は，ヒ素の慢性中毒に類似し，いずれの患者も森永乳業徳島工場製の乳児用粉ミルクを飲んでいた．その後この事件は，粉ミルクの乳質安定剤として添加された第二リン酸ナトリウムが，アルミニウム精錬にともなって副成した粗悪なもので，その不純物として亜ヒ酸が混入していたことが原因であると判明した．しかし，当時の食品衛生法は，このような食品の製造過程における化学物質の添加を禁止しておらず，食品の安全を確保するための法的規制にも不備があった．この事件を契機に食品衛生法が改正（1957年）され，食品添加物の定義を拡大するとともに，食品添加物の成分規格を厳密に定め，規格にあったものしか使用できないようになった．現在，食品添加物，清涼飲料水，粉末清涼飲料水などにヒ素の成分規格と，金属缶にヒ素の溶出試験が定められている．

B.　カドミウム（Cd）

　カドミウムは，顔料，プラスチックに含まれる安定剤，電池，合金，メッキなどに使用される．鉱山・製錬所，工場からのカドミウムの流出，廃棄物からのカドミウムの漏出が，環境汚染の原因となる．

　イタイイタイ病は，環境汚染物質としてのカドミウムが食物や飲料水を介して健康被害をもたらした例である．その経緯は以下のとおりである．**富山県神通川流域**で大正時代から特異な病気が発生していた．患者は，大半が中高年の女性で，大腿部や腰から始まった疼痛が全身に及び，呼吸やせきによっても胸背部に激しい痛みを覚えるようになる．また，骨の変形により歩行障害をきたし，わずかな外力でも骨折するので，寝たきりとなる．やがて全身衰弱が進行して，「痛い，痛い」と訴えながら死に至る．地元の萩野昇医師はこの病気を「イタイイタイ病」と名づけた．イタイイタイ病は，神通川上流の三井金属工業神岡鉱業所（亜鉛の製錬所）からの廃水に含まれていたカドミウムによる慢性中毒症であることが判明した．廃水は神通川と流域の河川水，灌漑用水，土壌を汚染し，地域の住民は農作物（特に米）や飲み水を介して長期間カドミウムを摂取し続けた．摂取したカドミウムは腎臓に蓄積され，尿細管障害を起こし，低分子タンパク質，糖，カルシウム，リンなどの再吸収が阻害される．尿細管障害が長期にわたると，カル

シウムやリンの欠乏により骨がもろくなる．イタイイタイ病は，病理学的には腎尿細管障害，骨粗鬆症をともなう骨軟化症である．1968年，厚生省はイタイイタイ病を「公害に係る疾患」(公害対策基本法) として指定している．

　2003年に国際連合食糧農業機関 (FAO)／WHO 合同食品添加物専門家会議 (JECFA) は，カドミウムについてヒトが一生涯摂取しても腎臓機能に障害を起こさないと推定される暫定耐容週間摂取量 (PTWI) を 7 μg/kg/週と定めている．そして日本も 2008 年に耐容週間摂取量 (TWI) を 7 μg/kg/週に設定している．日本人の食品からのカドミウム摂取量 (2010 年) は 2.5 μg/kg/週であり，TWI 値を下回っている．しかし，欧州食品安全機関 (EFSA) では 2009 年に TWI を努力目標として 2.5 μg/kg/週に切り下げている．

　食品からのカドミウム摂取量の約 4 割は米に由来するため，米の汚染対策は特に重要である．農林水産省は，環境汚染の有無を判断する指標として米のカドミウム濃度 (0.4 mg/kg) が定められたことから，カドミウム濃度が 0.4 mg/kg 以上 1.0 mg/kg 未満の玄米を農家から買い上げ，非食用の用途に供するなどの措置を行ってきた．国際的には，2006 年に FAO／WHO 合同食品規格計画 (コーデックス委員会) が，食品 (精米，小麦，穀類，ジャガイモ，豆類など) のカドミウムの最大許容濃度を定め，精米の基準は 0.4 mg/kg とされた．日本も 2010 年には食品衛生法に基づく米の規格基準を玄米および精米ともに 0.4 mg/kg 以下とした．日本産米のカドミウム濃度は，農水省などの 1997～98 年の調査では流通量の 3～4% が 0.2 mg/kg を超え，他国に比べて高い傾向にあったが，近年カドミウム濃度低減対策の推進によって低下傾向にある．

JECFA : Joint Expert Committee on Food Additives

C.　水銀 (Hg)

　水銀とその無機化合物は，昔から温度計，電池，アマルガム (水銀と他の金属の合金) などに幅広く利用されてきた．また，メチル水銀などの有機水銀の殺菌作用を利用した医薬品，農薬も作られてきた．そのため，これらに由来する中毒はよく知られている．

　水銀は，鉱山・製錬所，工場，廃棄物などから排出され，環境が汚染される．水銀汚染による公害の例として水俣病がある．この公害は，有害物質による環境汚染があり，食物連鎖による有害物質の生物濃縮が起こり，最終的に高濃度の有害物質を含んだ食品をヒトが摂取することによって健康被害が起きた最初の例として注目される．以下にその概要を述べる．1955 年頃から，熊本県水俣市を中心とした不知火海沿岸地域で中枢神経障害を疑わせる疾患が多発した．のちに水俣病と呼ばれるようになったこの疾患は，知覚異常，運動失調，歩行失調，視野狭窄，言語障害，聴力障害などを典型的な症状としていた．1959 年には，この疾患が水俣湾の魚介類を多食することによる慢性中毒で，有機水銀であるメチル

表 5.11 妊婦が注意すべきメチル水銀を含有する魚介類の種類とその摂取量（筋肉）の目安
［厚生労働省（2010）］

摂食量（筋肉）の目安	魚介類
1回約80 gとして妊婦は2か月に1回まで（1週間あたり10 g程度）	バンドウイルカ
1回約80 gとして妊婦は2週間に1回まで（1週間あたり40 g程度）	コビレゴンドウ
1回約80 gとして妊婦は週に1回まで（1週間あたり80 g程度）	キンメダイ，メカジキ，クロマグロ，メバチ（メバチマグロ），エッチュウバイガイ，ツチクジラ，マッコウクジラ
1回約80 gとして妊婦は週に2回まで（1週間あたり160 g程度）	キダイ，マカジキ，ユメカサゴ，ミナミマグロ，ヨシキリザメ，イシイルカ，クロムツ

参考1：マグロの中でも，キハダ，ビンナガ，メジマグロ（クロマグロの幼魚），ツナ缶は通常の摂食で差し支えないので，バランス良く摂食する．
参考2：魚介類の消費形態ごとの一般的な重量は以下のとおり．
　　　寿司，刺身　　一貫または一切れあたり　　15 g程度
　　　刺身　　　　　一人前あたり　　　　　　　80 g程度
　　　切り身　　　　一切れあたり　　　　　　　80 g程度

水銀が原因であることが判明した．水俣病が，イギリスで発生した職業性のメチル水銀中毒の症状（ハンター・ラッセル症候群）ときわめて類似していたことが原因解明の糸口となった．また，母親が汚染した魚介類を食べることで，生まれた子どもの知能障害，運動機能障害があらわれる胎児性水俣病も発生した．1962年には，メチル水銀が新日本窒素水俣工場の廃液に由来することが確認された．同工場でのアセトアルデヒドの製造の際，無機水銀が有機化し，無処理で排出され，水俣湾の環境を汚染し，メチル水銀が魚介類に濃縮蓄積されていた．1968年，水俣病は「公害に係る疾患」として指定された．また，新潟県阿賀野川流域でも同様の公害が発生し，1968年には新潟水俣病（第二水俣病）も指定された．

日本人の食品からの水銀摂取量は，厚生労働省の調査によると，2011年において 7.7 μg/ヒト/日であり，その89%が魚介類を介して摂取される．魚介類はメチル水銀の最も主要な曝露源である．低濃度のメチル水銀が胎児の神経発達へ影響を及ぼすのではないかという懸念から，厚生労働省は妊婦を対象として，メチル水銀を含有する一部の魚介類の摂取についての注意事項を公表している（表5.11）．そして妊娠している人または妊娠している可能性のある人の，胎児の健康に悪影響を与えないメチル水銀のTDIを 2.0 μg/kg/週に設定している．

D. スズ（Sn）

スズでメッキされたブリキ缶は食品容器包装に使用される．果実などの缶詰を開けたままにしておくと腐食によってスズが溶出し，それを摂取すると嘔吐や下痢を起こす．食品に含まれる硝酸イオン，有機酸もスズの溶出を促進させる．溶出を防ぐために，内部を合成樹脂でコーティングされた缶が使用されている．清涼飲料水，粉末清涼飲料水のスズの成分規格は 150.0 ppm以下となっている．

一方，有機スズ化合物は多くの種類があり，さまざまな用途に利用されてきた．

モノブチルスズやジブチルスズはプラスチックの安定剤や樹脂合成の触媒などに使用されてきた．また，トリブチルスズ（TBT）やトリフェニルスズ（TPT）は，その強い殺生物作用が注目され，農業用の殺虫剤・殺菌剤として使用されるほか，船底塗料や防汚剤（貝類の付着を防ぐために船底や魚網に塗布される）としても使われてきた．有害性への懸念から，現在 TBT や TPT の船底塗料や防汚剤としての使用は禁止されているが，このような有機スズの利用の拡大の結果，海水，海底の底質，魚介類などの汚染が世界規模で進んでいる．また，有機スズは後述（5.9 節）の内分泌かく乱化学物質であることも判明している．

有機スズ化合物のヒトに対する慢性中毒は味覚の減退，後頭部の頭痛，鼻血，倦怠感，肩こりなどが知られ，アルキルスズの急性中毒として，頭痛，吐き気，嘔吐，一過性の四肢麻痺や視力障害などが知られている．FAO/WHO 合同残留農薬専門家会議は，TBT の一日摂取許容量（ADI）を 0 〜 0.0005 mg/kg 体重/日に設定している．日本の調査（1992 〜 1997 年）によれば，TPT の摂取量は，体重 50 kg 1 人あたり 1 日あたり 0.0006 〜 0.0027 mg であり，ADI 値に接近している．

食品用器具・容器包装の材質にジブチルスズの規格規準が定められている．

E. 鉛（Pb）

鉛は，おもに蓄電池，鉛管，鉛板，ハンダなどに使用され，このほかに塗料，陶磁器の釉薬，プラスチックへの添加剤などにも用いられている．

鉛による障害としては，神経系への影響として，脳炎，聴力障害，知能指数低下，末梢神経障害があり，血液系への影響として，貧血，尿中 ALA[*1] 増加，ALA-D[*2] 阻害がある．その他，腎臓障害，生殖障害，血圧上昇などがある．JECFA は鉛の PTWI を 25 µg/kg/週と定めている．日本の食物からの鉛の摂取量（2013 年）は 1.4 µg/kg/週である．

食品添加物，清涼飲料水，粉末清涼飲料水などの鉛の成分規格や，食品用器具・容器包装中の鉛濃度などが規制されている．

5.9 内分泌かく乱化学物質

1990 年代以後，環境に存在する化学物質が生体内に取り込まれ，女性ホルモン，男性ホルモン，甲状腺ホルモンなどと類似した作用，またはこれらのホルモンの働きを阻害する作用を現すことによって，生殖系，神経系，免疫系などに悪影響を及ぼす可能性が指摘されてきた．このような作用をもつ化学物質は，内分泌かく乱化学物質（いわゆる環境ホルモン）と呼ばれる．WHO の国際化学物質安

*1 ALA：5-アミノレブリン酸またはδ（デルタ）アミノレブリン酸．ヘモグロビンに含まれるヘムの合成経路の最初の生成物．

*2 ALA-D：δ（デルタ）アミノレブリン酸脱水酵素

表 5.12 内分泌かく乱作用をもつ化学物質の例

分類	化学物質
環境汚染物質	ダイオキシン類, PCB
農薬	DDT, メトキシクロル, アトラジン, ビンクロゾリン
可塑剤	フタル酸エステル類
スチロール樹脂の原料	スチレン
ポリカーボネートやエポキシ樹脂製品の原料	ビスフェノール A
金属	有機スズ, 水銀, カドミウム
工業用洗剤	ノニルフェノール, 4-オクチルフェノール
植物性エストロゲン	クメストロール, ゲニステイン, ダイゼイン
医薬品	DES, エチニルエストラジオール

DES : diethylstilbestrol

IPCS : International Programme on Chemical Safety

　全性計画（IPCS）は，内分泌かく乱化学物質を「健康な生物またはその子孫あるいは小集団に対し，内分泌機能を変化させて，結果的に健康に有害な影響を及ぼす外因性の物質または混合物」と定義している．

　これまでに環境汚染物質のダイオキシン類，熱媒体やノンカーボン紙に使用された PCB，殺虫剤の DDT，調理用手袋やプラスチック製のおもちゃに含まれる可塑剤のフタル酸エステル類，船底塗料に含まれる有機スズ，ポリカーボネート樹脂やエポキシ樹脂の原料の**ビスフェノール A** など，多くの化学物質が内分泌かく乱作用をもつことが報告されている（表 5.12）．なかでもビスフェノール A は，通常の毒性試験では有害影響が認められない低い用量で実験動物マウスの新生仔に精子数の減少などの生殖毒性を及ぼす．

DDT : dichloro-diphenyl-trichloro-ethane

　野生生物については，これらの内分泌かく乱化学物質の作用によると考えられるさまざまな生殖・行動異常が報告されている．たとえば，貝の付着を防ぐ船底塗料に使用された有機スズの作用で，世界の沿岸域において，メスの貝にペニスをもつ（インポセックス）ものが出現している．また，米国フロリダ州の湖では，DDT とその代謝物 DDE の作用で，ペニスが極端に小さく生殖不能なオスのワニが出現し，卵の孵化率も低くなり，個体数が減少している．

DDE : dichloro-diphenyl-dichloro-ethylene

　内分泌かく乱化学物質との因果関係が示唆される人の健康障害としては，精子数・精液量の減少，精子の運動能力の低下，尿道下裂の増加などの生殖器官に関する異常，乳がん，精巣がん，前立腺がんなどの増加，先天異常，性的早熟，免疫系や神経系への影響などが報告されている．しかし，曝露量との関係が十分に把握されていないことなどから，因果関係が確立されたとはいえない．

UNEP : United Nations Environment Programme

　2012 年に国連環境計画（UNEP）と WHO は「内分泌かく乱化学物質の科学の現状」を発表した．その中で，胎児期および思春期における内分泌かく乱化学物質への曝露は，その後の生殖器疾患，内分泌系に関連するがん，注意欠陥・多動性障害（ADHD）などの行動・学習障害，感染症，喘息，肥満，糖尿病の増加に係わっているおそれがあること，また，野生生物は内分泌かく乱化学物質によ

> **「奪われし未来」**
>
> 1996 年，シーア・コルボーンらが，著書 "Our Stolen Future"（邦訳：『奪われし未来』）で，化学物質が内分泌系に作用して世界各地で野生生物の生殖・行動異常が多発している事実を伝え，ヒトの健康への影響について警告を発した．この本の発表が端緒となり，内分泌かく乱化学物質の問題が世界的に注目されるようになった．

り健康影響を受けていること，さらに，多くの化学物質が内分泌かく乱作用をもつことを報告している．

　日本では，1998 年に環境省が「環境ホルモン戦略計画 SPEED'98」に着手した．この計画のもとで研究された 67 物質のうち，ビスフェノール A，o,p'-DDT，4-ノニルフェノール，4-$tert$-オクチルフェノールの 4 物質が，魚類に対して内分泌かく乱作用をもつと推定されている．また，水圏中のノニルフェノール濃度は生態系に影響を及ぼすレベルにあるとみられている．環境省は引き続き，「化学物質の内分泌かく乱作用に関する環境省の今後の対応方針について―ExTEND2005―」および「化学物質の内分泌かく乱作用に関する今後の対応―EXTEND2010―」をとおして，化学物質の内分泌かく乱作用に関する各種取り組みを推進している．

　現在，内分泌かく乱化学物質の健康影響に関する研究は，生殖系を中心としたものから，神経系や脳への影響にまで及んでいる．たとえば，日常的な摂取レベルの PCB は小児の神経発達に影響する可能性が指摘されている．また動物実験では，微量のビスフェノール A への胎児期や授乳期の曝露が脳の機能に影響を及ぼすことが明らかにされている．

5.10 異物の混入

　食品衛生法第 6 条の「次に掲げる食品又は添加物は，これを販売し，又は販売の用に供するために，採取し，製造し，輸入し，加工し，使用し，調理し，貯蔵し，若しくは陳列してはならない」ものとして，「4　不潔，異物の混入又は添加その他の事由により，人の健康を損なうおそれがあるもの」があり，**異物の混入**は衛生管理上の問題となる．つまり，異物は，目視したとき不快感をもつだけでなく，摂取後に体内を傷つけたり，寄生虫が混入していたり，病原微生物が付着していたりするなど，健康被害の要因となる．また，異物は，食物の生産から食品の製造過程，保管および消費に至るすべての段階で混入する可能性があり，

食品の異物混入の相談事例

国民生活センター（2015年1月発表）によると，食品の異物混入に関する相談は，2009年度以降約16,000件（そのうち，歯が欠けた，口内を切ったなどの危害情報約3,000件）あった．2014年度の1,852件の相談において，「食料品」の1,656件の相談のうち，異物が入っていた食品別の上位は「調理食品」471件，「穀類」277件，「菓子類」213件であった．異物の内容別の上位はゴキブリやハエなど「虫など」345件，カッターや針金などの「金属片など」253件，毛髪や体毛などの「人の身体に係るもの」202件であった．

表 5.13　異物の分類

種類	具体例	健康上の問題
動物性異物	牛，豚，鳥，節足動物，ネズミなどの体やその一部，動物の毛，昆虫の卵，排泄物，かじり跡	寄生虫や病原微生物を摂取する恐れあり
植物性異物	雑草，種子，わらくず・籾殻，繊維・糸くず，カビ	付着した微生物の摂取やカビ毒の摂取の恐れあり
鉱物性異物	土砂，石，ガラス，金属（さびを含む），陶磁器などの小片	小片の摂取により傷害を受ける恐れ，付着した微生物を摂取する恐れあり
その他	プラスチック，ゴム，髪毛，体毛	付着した微生物を摂取する恐れあり

異物の存在は，それ自体が危害の要因となるとともに，消費に至るまでの各段階が正常に機能しているのかどうか，ほかの有害物質なども存在するのでないかという疑いが生じることとなる．

異物は，動物性異物，植物性異物，鉱物性異物およびその他に分類される（表 5.13）．

異物の混入を防ぐためには，安全な食品原料を選別すること，製造・保管時における昆虫やネズミの侵入を防止すること，また，容器や食品製造機器の損耗，破片の飛散，腐食などを防ぐために，機械設備の保守点検，製造工程の管理・検査や金属探知，目視確認などを行うこと，加えてこれらに携わる人自身の衛生教育や衛生管理が重要である．

問題 5-1　食品汚染物質に関する記述である．正しいのはどれか．1つ選べ．
［創作問題］
（1）アフラトキシンは，100℃の加熱処理で分解する．
（2）有機リン剤は，体内蓄積性が強く，環境中では分解が悪い．
（3）ダイオキシン類の摂取は，海産魚介類を介することが多い．
（4）カドミニウムは，全食品について規格基準が定められている．
（5）ポストハーベスト農薬とは，農産物の収穫前に使用する農薬のことである．

問題 5-2　食品の放射性物質による汚染に関する記述である．正しいのはどれか．1つ選べ．［創作問題］
（1）食品より摂取したヨウ素 131 の半減期は，セシウム 134 より長い．
（2）食品より摂取したストロングチウム 90 は，筋肉組織を障害する．
（3）放射性物質の汚染程度を表す単位は，ベクレル/kg が用いられる．
（4）セシウム 137 は，生体内の甲状腺に蓄積する．
（5）乳幼児食品の放射性物質の基準値は，100 ベクレル/kg である．

6. 食品添加物

6.1 食品添加物とは

A. 食品添加物の歴史と使用目的

食品添加物は,「**食品衛生法**」第4条により「食品の製造の過程においてまたは食品の加工もしくは保存の目的で,食品に添加,混和,浸潤その他の方法によって使用するものをいう」と定義される.

古くは,植物など天然に存在するものが食品添加物として多用されていたが,科学技術の進歩とともに,天候・季節変動などによって供給が左右される天然の添加物に代わって,安価でより精製された化学合成品が使用されるようになった. 1948(昭和23)年,食品衛生法施行により,化学合成品に関しては厚生大臣(当時)が指定したもののみ食品への使用が認められることになった.しかし再び天然の添加物が脚光を浴び,乱用される傾向が強くなったため,1991年に天然添加物もその使用が表示対象となり,さらに,1996年からは天然添加物で使用実績のあるもの(天然香料を除く)を既存添加物名簿に掲げ,化学合成品と同様に厚生大臣の指定を受けたものでなければ使用できなくなった.

現在,食品添加物は表6.1に示すとおり4つに分類されている.すなわち,厚生労働大臣が指定した**指定添加物**,上述の使用実績が認められた**既存添加物**,**天然香料**,および**一般飲食物添加物**である.いわゆる天然添加物とは,既存添加物,天然香料,一般飲食物添加物を指すが,指定添加物の中にも天然物が含まれている.2015年9月現在,指定添加物は449品目,既存添加物は365品目が許可されている.今後,安全性と有効性の評価を受けて厚生労働大臣から新たに使用が認められる添加物は,すべて指定添加物となる.

食品添加物は,いろいろな目的で食品に添加されるが,それらを用途によって

表 6.1 食品添加物の分類

分類	内容	食品添加物の例
指定添加物	厚生労働大臣が安全性と有効性を確認して指定したもの	赤色3号, アスパルテーム, 亜硝酸ナトリウム
既存添加物	わが国において広く使用されており, 長年の使用実績のあるもの	カンゾウ抽出物, しらこタンパク抽出物
天然香料	動植物から得られる天然の物質で, 食品に香りをつける目的で使用されるもの	レモン香料, バニラ香料
一般飲食物添加物	一般に飲食に供されているものであって添加物として使用されるもの	ぶどう果汁, いちご果汁

表 6.2 食品添加物の使用目的による分類

使用目的	おもな食品添加物の用途名
嗜好性および品質の向上	着色料, 発色剤, 光沢剤, 甘味料, 調味料, 酸味料, 香料, 乳化剤
変質防止	保存料, 防かび剤, 殺菌料, 酸化防止剤
食品の製造・加工に必要	豆腐用凝固剤, 乳化剤, 増粘剤, 酵素, 抽出のための溶剤
品質改良と保持	乳化安定剤, 糊料, 結着剤, 被膜剤, 小麦粉処理剤
栄養強化	ビタミン, ミネラル, アミノ酸

大別すると, 表6.2のようになる.

B. 食品添加物の指定基準

わが国において食品添加物は,「食品衛生法」第12条に定められているように, **ポジティブリスト制度**によって規制されている. ポジティブリスト制度とは, 原則使用禁止であるが, 人体に対する作用が明らかにされ, 人の健康を損なうおそれがないと考えられる物質のみリストアップし使用を認めるという制度である. 食品添加物として指定される要件を表6.3に示す. 一方, ある物質が食品添加物として指定されない事例としては, 粗悪な製造または加工による食品を変装する場合, 粗悪な品質の原料または加工による食品を用いて消費者を欺瞞する場合, 食品の栄養価を低下させる場合などが挙げられる.

今日, 食品流通はグローバル化し, わが国には非常に多種類の食品が大量に輸入されている. これに伴い食品添加物に関する問題も生じている. 食環境は, 国や民族によってさまざまであり, 農業や食品工業の実状も多様である. 食品添加

表 6.3 食品添加物に指定されるための条件

(1) 安全性が実証または確認されているもの
(2) その使用が食品の消費者になんらかの利益を与えるもので次のいずれかに該当するもの
　①食品の製造・加工に必要不可欠なもの
　②食品の栄養価を維持させるもの
　③食品の損耗を少なくするために, 腐敗, 変質, その他の化学変化などを防ぐもの
　④食品を美化し, 魅力を増すもの
　⑤その他, 消費者に利益を与えるもの
(3) すでに指定されているものと比較して, 同等以上か別の効果を発揮するもの
(4) 原則として添加した物質を化学分析などで確認できるもの

図 6.1 食品添加物の新たな指定
WTO：World Trade Organization：世界貿易機関
［厚生労働省ホームページより］

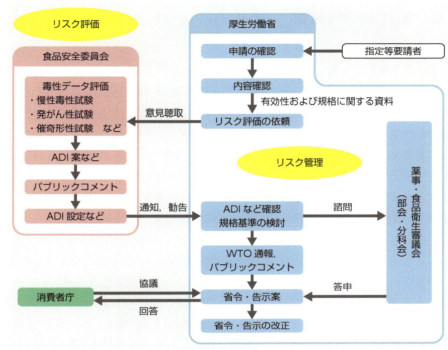

物の種類や添加量も国によって異なり，これらが食品の国際貿易上の障害となる．このような問題を解決するために，1963年**コーデックス委員会**（CAC）が設立され，国際的な食品規格を策定している．また，コーデックス委員会の関連機関であるFAO/WHO合同食品添加物専門家委員会（JECFA）は，科学的・技術的観点から食品添加物の安全性評価を行い，FAO，WHO，それらの加盟国およびコーデックス委員会に対して科学的な助言を行っている．

　わが国では，企業などから新規に食品添加物としての指定要請があった場合，図6.1のような流れで手続きが行われる．なお新規添加物として，①JECFAによる安全性評価が終了し，その結果，安全性に問題がないとされたものであること，②国際的に広く使用が認められていること，③その時点における科学的検討が可能な資料が整っていることなどの条件を満たしているものについて，安全性，有用性および必要性の審議を行う．安全性の評価は，内閣府に設置された食品安全委員会が食品健康影響評価（リスク評価やADI設定）を行う．その評価結果に基づき，薬事・食品衛生審議会が食品の安全性を確保するための規格や基準について検討し，厚生労働大臣に食品添加物としての指定の是非を答申し，厚生労働大臣が食品添加物として指定を行う．

C. 食品添加物の安全性

a. 毒性試験

　どのような化学物質も使用量によっては有害になりうる．とくに食品添加物は生涯にわたり摂取するので，その安全性の確保には最大限の努力をはらうことが重要である．新たに食品添加物の指定を要請する場合は，「食品添加物の指定および使用基準改正に関する指針」により，有効性，安全性などに関する資料を添えて要請書を厚生労働大臣に提出する．またその安全性に関する試験は，「添加物に関する食品健康影響評価指針」などに基づいて行われる．この食品安全委員会による指針は，食品添加物の使用基準を改正する場合やその名称を既存添加物名簿から消除する場合にも用いられる．

　食品添加物の**毒性試験**の種類を，表 6.4 に示す．具体的な試験の実施方法は，原則として，国際的に認められた**経済協力開発機構（OECD）**などのテストガイドラインに準拠している．また，各種安全性試験データの信頼性を確保するため，適切な適性検査基準（GLP）に従って実施されなくてはならないとされている．安全性試験は，おもにげっ歯類（通常，ラット）と非げっ歯類（通常，イヌやウサギ）を用いて行われ，生体（実験動物）に異常が認められない最大の投与量（無毒性量；NOAEL）を求める．従来の急性毒性試験において求められていた**50％致死量**（LD_{50}）は，食品添加物のような毒性の低い物質では非常に大きな数値となって意味をなさなくなるため，これらの試験を行うことになった．

OECD：Organisation for Economic Co-operation and Development
GLP：good laboratory practice

表 6.4　食品添加物（化学物質）の毒性試験の種類と内容

試験の種類	試験の内容
亜急性毒性試験および慢性毒性試験	亜急性毒性試験は，比較的短期間（28 日間，90 日間）の投与によって生じる毒性の徴候を調べ，慢性毒性や発がん性試験などの用量設定のための情報を得るために行う 慢性毒性試験は，長期間（12 か月以上）の反復投与により，明瞭に毒性変化を惹起する用量とその変化の内容および毒性変化が認められない用量を求める
発がん性試験	悪性腫瘍誘発の有無を調査する
1 年間反復投与毒性/発がん性併合試験	悪性腫瘍の誘発・増加作用の有無を調査する
生殖毒性試験	生殖能（生殖器官の形態異常や，受精，性周期，受胎能，分娩の異常などの機能以上）や，後世代への影響を調査する
出生前発生毒性試験	妊娠中の動物に食品添加物を投与し，胎児に対する形態的，機能的悪影響を調査する
遺伝毒性試験	遺伝子突然変異，DNA 傷害や染色体異常などを引き起こす変異原性の有無を調査する
アレルゲン性試験	アレルギー原性（抗原性）の有無を調査する
一般薬理試験	中枢あるいは自律神経系などへの影響を調査する
その他の試験	亜急性毒性試験などにおいて神経毒性，免疫毒性が疑われた場合，必要に応じ，追加の試験を行う

図 6.2 一日摂取許容量と使用基準（使用量）

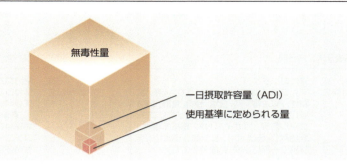

b. 一日摂取許容量の設定

各種毒性試験の結果から，無毒性量が決定される．異なる動物種で2つ以上の試験が行われている場合には，原則として，個々の無毒性量の中で最も小さい値を無毒性量とする．これらの毒性試験の結果等をもとに，ヒトが一生にわたって毎日摂取し続けたとしても健康への悪影響がないと推定される一日あたりの摂取量，すなわち一日摂取許容量（acceptable daily intake：ADI）が設定される（図6.2）．一日摂取許容量は，実験動物から得られた無毒性量を安全係数（通常は100）で除して算出され，通常体重1 kgあたりの物質量（mg/kg 体重/日）で表される．安全係数は，①動物で得た試験結果をヒトに用いるための補正，②ヒトにおける感受性の個人差などを考慮したものである．しかし，安全係数の数値そのものは根拠に乏しく，①を10，②を10とみなしてそれを乗じた100としている．なお，食品添加物の種類によっては，安全性を評価する資料が十分ではないと判断されることもあり，その場合，100以外の安全係数が用いられることもある．

D. 食品添加物の成分規格，使用基準および表示基準

a. 成分規格

成分規格は，食品添加物中への不純物や有害物質の混入によって，消費者が受けるおそれのある危害の防止，および，食品添加物の恒常的な品質の保持を目的として設定される．

「食品衛生法」第13条の規定によって，現在，大部分の食品添加物について成分規格が定められており，「食品添加物公定書」に収録されている．食品添加物公定書には，規格基準のほかに，試験法，添加物の含量規定，性状，確認試験，純度試験，定量法が記載されている．

b. 使用基準

食品添加物はそれを使用できる対象食品と使用量が定められている．これを使用基準という．上述の成分規格は，食品添加物の恒常的な品質保持をおもな目的として設定された基準であるのに対し，使用基準は，過剰摂取による危害の防止を目的として定められたものである．

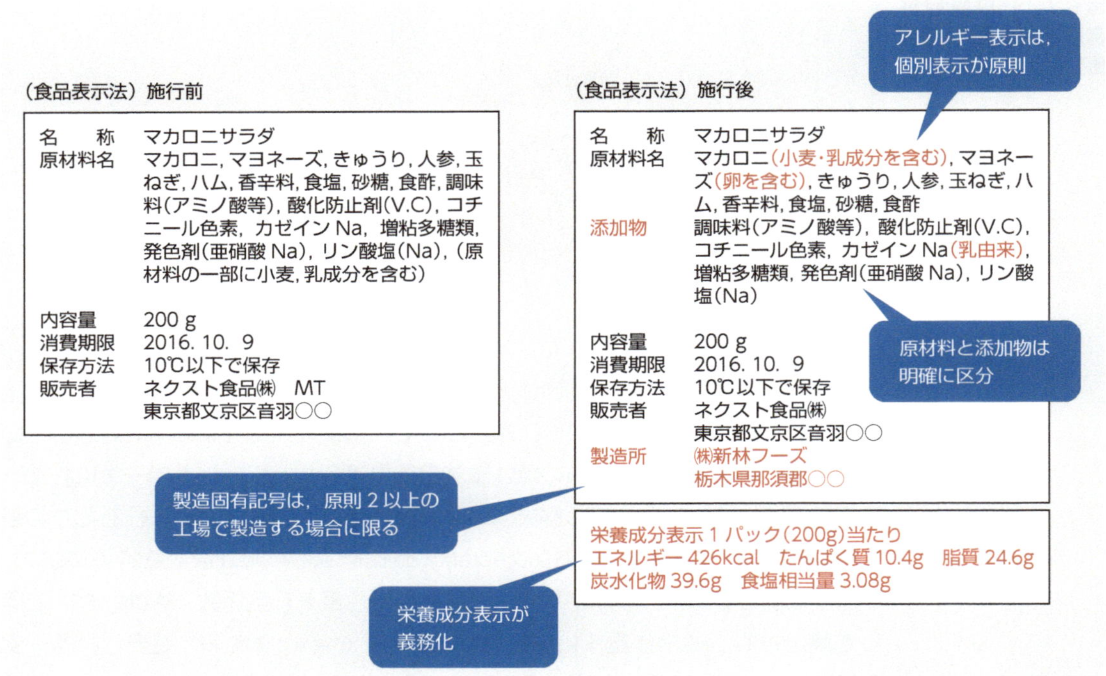

(食品表示法) 施行前

名　称　　マカロニサラダ
原材料名　マカロニ, マヨネーズ, きゅうり, 人参, 玉ねぎ, ハム, 香辛料, 食塩, 砂糖, 食酢, 調味料(アミノ酸等), 酸化防止剤(V.C), コチニール色素, カゼインNa, 増粘多糖類, 発色剤(亜硝酸Na), リン酸塩(Na), (原材料の一部に小麦, 乳成分を含む)

内容量　　200 g
消費期限　2016. 10. 9
保存方法　10℃以下で保存
販売者　　ネクスト食品㈱　MT
　　　　　東京都文京区音羽○○

(食品表示法) 施行後

名　称　　マカロニサラダ
原材料名　マカロニ(小麦・乳成分を含む), マヨネーズ(卵を含む), きゅうり, 人参, 玉ねぎ, ハム, 香辛料, 食塩, 砂糖, 食酢
添加物　　調味料(アミノ酸等), 酸化防止剤(V.C), コチニール色素, カゼインNa(乳由来), 増粘多糖類, 発色剤(亜硝酸Na), リン酸塩(Na)

内容量　　200 g
消費期限　2016. 10. 9
保存方法　10℃以下で保存
販売者　　ネクスト食品㈱
　　　　　東京都文京区音羽○○
製造所　　㈱新林フーズ
　　　　　栃木県那須郡○○

栄養成分表示 1パック(200g)当たり
エネルギー 426kcal　たんぱく質 10.4g　脂質 24.6g
炭水化物 39.6g　食塩相当量 3.08g

- アレルギー表示は, 個別表示が原則
- 原材料と添加物は明確に区分
- 製造固有記号は, 原則2以上の工場で製造する場合に限る
- 栄養成分表示が義務化

図6.3　食品表示の例

なお，使用基準が設定されていない食品添加物は，公衆衛生上の問題が生じるおそれがないために，強いて規制する必要がないものである．

c.　表示基準

食品添加物の表示は2015年4月に施行された「**食品表示法**」によって義務付けられている（図6.3）．食品表示法は，食品を摂取する際の安全性および一般消費者の自主的かつ合理的な食品選択の機会を確保するため，従来，食品衛生法，JAS法，健康増進法の3法で規定されていた食品の表示に関する規定を統合したものである．

(1) 物質名による表示　食品添加物の表示は，原則として，使用したすべての**物質名を表示**することが規定されている．しかし，化学物質名では消費者にわかりにくい名称もあることから，簡略名や類別名の使用が認められている（表6.5）．

(2) 用途名併記による表示　食品添加物の中で，その使用目的をより明確に伝える必要があると考えられる8種類の用途のものは，物質名にその**用途名を併記**することとされている（表6.6）．ただし，着色料の場合，物質名に「色」の文字を含む場合は用途名の表示を省略することができる．また，増粘安定剤である多糖類を増粘剤の目的で複数使用する場合は，用途名の表示を省略して簡略名の「増粘多糖類」と表示できる．さらに，甘味料のアスパルテームについては，フェニルアラニンを代謝する酵素を遺伝的に欠くフェニルケトン尿症の人は摂取を制限する必要があるため，物質名と用途名のほか，L-フェニルアラニン化合物である

表6.5 簡略名，類別名による表示（例）

簡略化	品名	簡略名，類別名
"結晶"，"無水"，"乾燥"などの省略	酢酸ナトリウム（無水）	酢酸ナトリウム
L–，DL–，d–，dl–などの省略	L-リシン	リシン
塩類（ナトリウム，カリウムなど）はNa，Kなどに省略	サッカリンナトリウム	サッカリンNa
広く使われている名称を使用	炭酸水素ナトリウム	重曹
アルファベットの略号がよく知られているものは略号を使用	カルボキシメチルセルロース	CMC
"抽出物"などの省略	ステビア抽出物	ステビア
同種のものをまとめた表示	サッカリンとサッカリンナトリウム	サッカリン(Na)

表6.6 用途名併記による表示

用途名	表示例
甘味料	甘味料（サッカリンNa）
着色料	着色料（アナトー）
保存料	保存料（安息香酸）
増粘剤，安定剤，ゲル化剤または糊料	増粘剤（キサンタン）
酸化防止剤	酸化防止剤（エリソルビン酸）
発色剤	発色剤（亜硝酸Na）
漂白剤	漂白剤（亜硫酸Na）
防カビ剤（防ばい剤）	防カビ剤（OPP）

表6.7 食品添加物の表示免除

表示の免除	免除の条件など	食品添加物の例
加工助剤	食品の加工の際に添加されるもので，次の条件のいずれかに該当するもの 1. 食品の完成前に食品から除かれるもの 2. 最終的にその食品に通常含まれる成分と同じ成分になり，かつ，その成分の量を増加させないもの 3. 最終的にその食品にごくわずかしか残らず，かつ，それが食品に影響を及ぼさないもの	豆腐の製造工程中に消泡の目的で添加されるシリコーン樹脂
キャリーオーバー	原材料に使われている食品添加物のうち，その食品中にそれが効果を発揮することができる量より明らかに少ない量しか含まれていないもの	せんべいの製造に使われるしょうゆに含まれる保存料の安息香酸
栄養強化剤	栄養強化の目的で使用されるもの	ビタミンD_3
小包装食品	表示面積が30 cm^2以下で，表示が困難なもの	
バラ売り商品	店頭での量り売り商品など，表示が困難なもの	

旨を併記する．

(3) 一括名による表示 食品添加物の表示は個々の物質名で表示するのが原則であるが，配合した個々の物質名をすべて表示するよりも，使用の目的を表す一括名で表示した方がわかりやすい場合がある．イーストフード，ガムベース，かんすい，苦味料，酵素，光沢剤，香料，酸味料，チューインガム軟化剤，調味料，豆腐凝固剤，乳化剤，水素イオン濃度調整剤，および膨張剤の14種類の用途で使用する添加物は，一括名表示することができる．

(4) 表示の免除 表示が免除となる分類と条件を表6.7に示す．なお，一部に

表示が免除とならない例や，表示が困難であっても売り場に表示することが指導されている例があるので注意が必要である．

E. 食品添加物による危害の防止と対策

　食品添加物は，食品衛生法の規制を遵守して適切に利用すれば，保存性の向上，品質の改良，嗜好性の向上，資源の有効利用など，私たちの食生活に多くの利益を与える．しかし，使用法を誤ると毒性が出現するものも多い．また，保存料の静菌作用や殺菌料の抗菌作用から，食品の製造・加工工程におけるずさんな衛生管理も起こりうる．

　過去には，調整粉乳の安定剤として使用されたリン酸水素二ナトリウムに混在していた亜ヒ酸による中毒のように，食品に添加された化学物質による事故が起こっている．また，チクロ，ズルチン，AF-2，赤色1号，赤色101号などのように，使用が認められていた食品添加物が，その後安全性が否定されたために指定を取り消された例もある．最近では，アカネ色素に腎臓に対する発がん性が認められたため，既存添加物名簿から消除された．このように安全性に問題があると判明，またはすでに使用実態のないことが判明した食品添加物は，順次指定添加物名簿や既存添加物名簿からその名称を消除して使用を禁止するなど，安全性の再確認が行われるようになった．

　また，個々については安全性が確認されている食品添加物であっても，多くの種類の食品添加物を同時に摂取することによる生体への影響や，食品添加物相互の化学反応による生体への影響については不明なことが多く，問題点も多い．このような問題点や疑問点を解決するためには，調査研究を精力的に続けることが必要である．また，当面の危害防止対策として，行政による食品添加物の食品衛生法の規定に基づく適正使用の監視も重要である．消費者の立場からは，質的（食品の種類），量的（摂取量）に偏らないバランスのよい食品摂取を心がけることも大切である．

> **問題6-1　食品添加物の安全性評価に関する記述である．正しいのはどれか．1つ選べ．**［創作問題］
> （1）ヒトの一日摂取許容量は，最小毒性量を安全係数で割って算出される．
> （2）食品添加物の安全性評価は，食品安全委員会が行い，指定の可否を決定する．
> （3）天然由来の色素のうち，これまで安全性に問題があったものはない．
> （4）過酸化水素は弱い発がん性を有しているが，条件付きで使用が許可されている．
> （5）β-カロテンは，天然成分の一つであるので，既存添加物である．

> **問題6-2** 食品添加物に関する記述である．正しいのはどれか．1つ選べ．
> ［創作問題］
> (1) 加工助剤は，食品添加物の表示義務がある．
> (2) キャリーオーバーは，食品添加物の表示が免除される．
> (3) 食品添加物は，JAS法のみによって規定されている．
> (4) 指定添加物は，内閣総理大臣により指定される．
> (5) 食品添加物公定書は，厚生労働大臣と農林水産大臣が協議で作成する．

6.2 おもな食品添加物

A. 栄養強化剤

食品の栄養強化，食品中の栄養素のバランスの改善，あるいは，加工過程で失われた栄養素を補充する目的で添加されるものを**栄養強化剤**という．アミノ酸類，ビタミン類，ミネラル類が栄養強化剤として指定されている．ビタミン類の一部およびカルシウム塩などのミネラルには使用基準が定められている．

a. アミノ酸類

栄養強化剤として用いられるのは**不可欠（必須）アミノ酸**が多い（表6.8）．一般に，穀類タンパク質には不可欠アミノ酸含有量が少ないので，白米，小麦粉，パンなどに添加されることが多い．L-システイン塩酸塩には使用基準があり，パンや天然果汁に使用される．

b. ビタミン類

多くの**ビタミン類**が栄養強化剤として用いられている．

ビタミンAは，マーガリン，魚肉ソーセージ，乳製品，めん類，スープの素などに使用される．保存中に酸化によって破壊されることを防ぐために，酸化防止剤と併用されることが多い．

表6.8 栄養強化剤として用いられる不可欠アミノ酸とその誘導体

不可欠アミノ酸とその誘導体	
・L-イソロイシン	・L-フェニルアラニン
・L-トレオニン, DL-トレオニン	・L-メチオニン, DL-メチオニン
・L-トリプトファン, DL-トリプトファン	・L-リシン-L-アスパラギン酸塩
・L-バリン	・L-リシン塩酸塩
・L-ヒスチジン塩酸塩	・L-リシン-L-グルタミン酸塩　など

ビタミン B_1 とその誘導体は，粉乳，白米，小麦粉，パン，マーガリン，菓子類，清涼飲料水，マヨネーズ，即席めん，味噌など非常に多くの食品に使用される．

ビタミン B_2 とその誘導体も，粉乳，白米，パン，味噌，マーガリン，マヨネーズ，カレールーなど多くの食品に使用される．

ビタミン C とその誘導体は，果実ジュース，乳製品，ジャム，キャンディー，清涼飲料水，バター，チーズ，菓子類，アイスクリームなど多くの食品に使用される．ビタミン C には酸化防止作用もあり，水産食品に含まれる脂質の変敗防止，肉類や漬け物の退色防止にも使用される．

ニコチン酸と**ニコチンアミド**には使用基準があり，食肉および鮮魚介類（鯨肉を含む）に使用してはならないと定められている．調製粉乳や清涼飲料水に使用される．

c. ミネラル類

亜鉛塩類（グルコン酸および硫酸塩），**銅塩類**（グルコン酸および硫酸塩），**塩化カルシウム**や**炭酸カルシウム**などのカルシウム化合物，**グルコン酸第一鉄**などには使用基準が定められている．

亜鉛塩類や銅塩類は母乳代替食品に，グルコン酸第一鉄は母乳代替食品のほかに離乳食品や妊産婦・授乳婦用粉乳に使用される．

カルシウム化合物は，パン，即席めん，ハム，ソーセージ，菓子類，豆腐，味噌，調製粉乳などに使用される．

B. 甘味料

食品に甘味を付けるために使用されるものを**甘味料**という．甘味料は，砂糖や水飴のような食品と，食品添加物に分類される．食品添加物としての甘味料には，人工甘味料（化学的合成品）と天然由来甘味料がある（表 6.9）．D-キシロースやD-ソルビトールはショ糖（スクロース）よりも甘味度が低い低甘味度甘味料であ

表 6.9 甘味料の分類と甘味度
ショ糖を 1 とした場合

	おもな甘味料	甘味度
人工甘味料	サッカリン，サッカリンナトリウム	500
	アスパルテーム	200
	D-ソルビトール	0.6
	グリチルリチン酸二ナトリウム	250
	キシリトール	1.0
	スクラロース	600
	アセスルファムカリウム	200
天然由来甘味料	ステビア抽出物	300
	カンゾウ抽出物	250
	D-キシロース	0.6

図6.4 おもな人工甘味料の化学構造

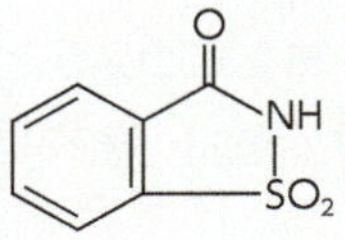

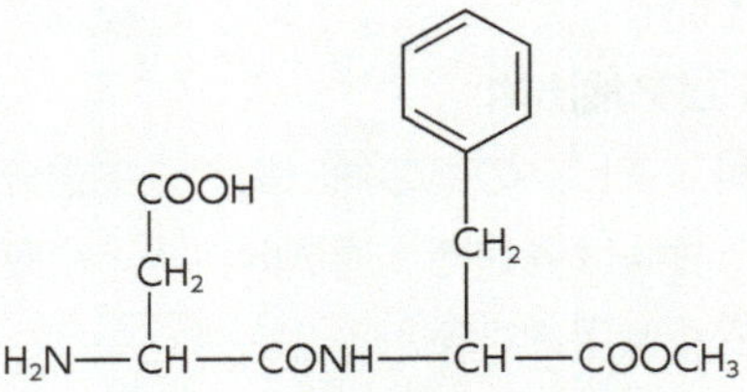

サッカリン　　　　　　アスパルテーム

るが，ほとんどの甘味料は高甘味度甘味料である．

　アスパルテーム，サッカリンナトリウム，D-キシロースなどには成分規格が定められている．また，サッカリン，サッカリンナトリウム，グリチルリチン酸二ナトリウムなどには使用基準が定められているが，すべての天然由来甘味料とアスパルテームおよびD-ソルビトールには定められていない．表示は用途名と物質名を併記する．

a. サッカリンおよびサッカリンナトリウム

サッカリン（図6.4）およびサッカリンナトリウムは，加熱やpH 3.8以下の酸性条件下では分解されてo-スルファニル安息香酸を生じ，苦みを感じるようになる．サッカリンはチューインガムのみに使用できる．サッカリンのADIは3.8 mg/kg 体重/日である．サッカリンナトリウムは，清涼飲料水，漬け物，アイスクリーム類，魚肉ねり製品など多くの食品に使用される．

b. アスパルテーム

アスパルテームはL-アスパラギン酸とL-フェニルアラニンメチルエステルを結合させたジペプチド（図6.4）で，くせのない甘味料である．アルカリ性溶液中で加熱すると分解するので，pHの高い食品には用いることができない．清涼飲料水，菓子類，漬け物，乳飲料，アイスクリーム類，穀物加工品などに，低エネルギー甘味料として使用される．ADIは40 mg/kg 体重/日となっており，使用制限はない．しかし，フェニルアラニンの摂取制限が必要なフェニルケトン尿症患者がアスパルテームを過剰に摂取するのは避けたほうがよい．

c. D-ソルビトール

D-ソルビトールは，D-グルコースのアルデヒド基を還元してつくられる．口の中で溶解するときに吸熱するので，清涼な甘味をもつ．保湿性があり，食品のきめを細かくし，舌触りをよくする．煮豆，佃煮，あん，漬け物，ゼリー，菓子などに使用される．D-ソルビトールは安定化作用もあるため，チルド食品やドリンク剤などにも用いられる．

d. キシリトール

キシリトールはD-キシロースの還元によって得られる．微生物に利用されにくいために，虫歯になりにくい（難う蝕性）甘味料として，いろいろな食品に使

用されている.

e. ステビア抽出物

キク科ステビアの葉の抽出物で,主成分は砂糖に近い甘味をもつステビオシドである.甘味は清涼で,清涼飲料水,冷菓,漬け物,味噌,醤油,魚肉ねり製品などに広く使用される.

f. カンゾウ抽出物

マメ科カンゾウの根の抽出物を原料としてつくられる.主成分はグリチルリチン酸二ナトリウムであるが,三ナトリウムも混在している.口に入ってしばらくしてから甘味を感じるので,多くの場合,ショ糖やステビアなど他の甘味料と併用される.グリチルリチン酸二ナトリウムの使用量に制限はないが,使用は味噌と醤油に限られている.

C. 増粘剤,安定剤,ゲル化剤(または糊料)

食品になめらかさと粘り気を与えるために使用される食品添加物である.使用目的によって増粘剤,安定剤,ゲル化剤(糊料)と表示される(表6.10).食品への表示は用途名と物質名を併記する.名称に「増粘」の文字があり,増粘剤あるいはゲル化剤として使用するときは,物質名のみの表示でよい.

a. カルボキシメチルセルロースナトリウム(CMCナトリウム)

カルボキシメチルセルロースナトリウムは,水を吸収して膨張する性質があり,増粘や安定化効果がある.ケチャップ,ジャム,濃厚ソース,ピーナッツバターなどには増粘の目的で,アイスクリーム,シャーベット,クリームなどには乳化安定の目的で添加される.摂取量が多い食品添加物である.

b. カルボキシメチルセルロースカルシウム(CMCカルシウム)

カルボキシメチルセルロースカルシウムは,水に不溶性であるため,増粘性や乳化安定作用はないが,吸水して数倍に膨潤する.固形スープや固形調味料に添加しておくと,これらの成分の溶解を促進する.

c. アルギン酸ナトリウム

アルギン酸はコンブ,カジメ,アラメなどの海草から抽出される多糖である.水溶液は非常に粘度が高く,安定剤,増粘剤,ゲル化剤として優れている.アイスクリーム,ゼリー,グラタン,ジャム,ケチャップなどに使用される.

表6.10 増粘剤の分類と使用目的および用途

分類	使用目的	用途
増粘剤	粘度を高める	ケチャップ,ソースなど
安定剤	乳化の安定化	乳酸飲料,マヨネーズ,アイスクリームなど
ゲル化剤(糊料)	ゲル化	プリン,ゼリーなど

d. アルギン酸プロピレングリコールエステル

アルギン酸プロピレングリコールエステルは，アルギン酸をプロピレンオキシドでエステル化してつくる．酸性領域での乳化安定作用に優れているので，乳酸飲料，果汁飲料などによく用いられる．その他，アイスクリーム，マヨネーズ，シャーベットなどの安定化剤として，また，シロップ，ケチャップ，醤油などの増粘剤としても使用される．

e. カゼインナトリウム

カゼインナトリウムは，乳タンパク質の一種である．乳化力と保水性に優れている．アイスクリーム，畜産製品，ゼリーなどに使用される．また，パンなどのタンパク質強化やチーズの増量などにも使用される．

D. 殺菌料

殺菌料は，食品やその原料，食品製造用機械・器具，容器などを汚染している病原菌や腐敗原因菌などの殺菌消毒に用いられる．したがって，食品の保存性向上や細菌性食中毒予防にも効果がある．殺菌料には，酸素系（過酸化水素）と塩素系（次亜塩素酸ナトリウム，亜塩素酸ナトリウム，高度サラシ粉）がある．成分規格が定められ，高度サラシ粉以外は使用基準も定められている．弱い発がん性や毒性があるが，使用後には分解あるいは除去されるので，食品への表示が免除されている（加工助剤の表示の免除）．

a. 過酸化水素（H_2O_2）

過酸化水素は，無色透明の液体で，強い酸化力を有し，殺菌作用とともに漂白作用もある．おもに容器の殺菌に使用される．釜揚げしらす，しらす干しは過酸化水素としての最大残存量 0.005 g/kg 未満，その他の食品は最終食品の完成前に分解または除去しなければならないと定められている．また，カズノコなどの魚卵の殺菌・漂白のみに使用されており，使用後はカタラーゼ処理によって過酸化水素を完全分解する方法がとられる．

b. 次亜塩素酸ナトリウム（NaClO）

次亜塩素酸ナトリウムは，無色〜淡黄色の液体で，塩素臭がある．有効塩素を 4% 以上含むことと規定されている．空気中や熱湯中では分解し，有効塩素が失われる．強力な殺菌作用と漂白作用がある．食品加工用機械・器具，飲料水，野菜，果実の殺菌消毒に用いられる．ゴマへの使用が禁止されているのは，黒や褐色のゴマを脱色し，価格の高い白ゴマとして販売することを防ぐためである．

E. 酸化防止剤

酸化防止剤は，食品中の油脂の酸化を防いだり，果実加工品や漬け物などの変色を防ぐ目的で使用される．水溶性と脂溶性がある（表 6.11）．脂溶性酸化防止

表 6.11 酸化防止剤と ADI

	おもな酸化防止剤	ADI（mg/kg 体重/日）
水溶性酸化防止剤	アスコルビン酸類	特定しない
	亜硫酸塩	0〜0.7
	エチレンジアミン四酢酸二ナトリウム，エチレンジアミン四酢酸カルシウム二ナトリウム	0〜2.5
	エリソルビン酸，エリソルビン酸ナトリウム	特定しない
脂溶性酸化防止剤	dl-α-トコフェロール類	0.15〜2
	ジブチルヒドロキシトルエン（BHT）	0〜0.3
	ブチルヒドロキシアニソール（BHA）	0〜0.5
	グアヤク脂	0〜2.5
	クエン酸イソプロピル	0〜14
	没食子酸プロピル	0〜1.4

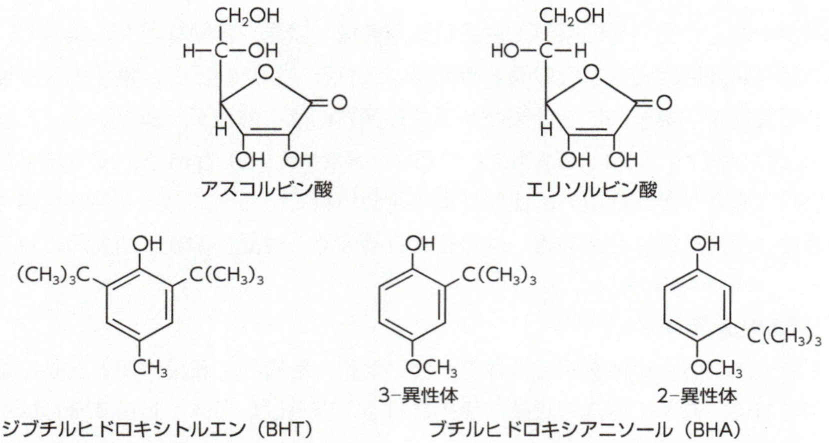

図 6.5 おもな酸化防止剤の化学構造

剤は，2 種以上を併用するほうが効果が高い．人工の酸化防止剤には成分規格が定められており，アスコルビン酸類以外は使用基準が定められている．天然由来の酸化防止剤のうち，グアヤク脂には使用基準が定められている．用途名と物質名併記で，「酸化防止剤（物質名）」のように表示する．ADI を表 6.11 に示す．

a. エリソルビン酸およびエリソルビン酸ナトリウム

アスコルビン酸の立体異性体である**エリソルビン酸**（図 6.5）およびそのナトリウム塩も強い還元作用がある．食品中の重金属と安定なキレート化合物をつくる．ビタミン C 作用はアスコルビン酸の 5% 程度である．果実加工食品の変色防止や食肉製品の褐変防止に広く使用されている．

b. エチレンジアミン四酢酸二ナトリウム（EDTA・2Na）およびエチレンジアミン四酢酸カルシウム二ナトリウム（EDTA・Ca2Na）

EDTA はカルシウム，マグネシウム，銅などの金属イオンと安定なキレート

化合物を形成することによって，酸化防止効果，変色防止効果を発揮する．体内でカルシウムと結合して体外にカルシウムを排泄させる作用がある．そのため，最終食品完成前に EDTA·Ca2Na にすることが規定されている．缶詰，瓶詰食品などに使用される．食品への表示は，用途名と物質名併記で「酸化防止剤（物質名）」のように表示する．なお，EDTA·2Na は重金属中毒の解毒剤としても用いられる．

c. ジブチルヒドロキシトルエン（BHT）

ジブチルヒドロキシトルエン（BHT）（図 6.5）は，脂溶性で，熱に対する安定性が非常に高い．ブチルヒドロキシアニソールやクエン酸との併用によって酸化防止効果が大きくなる．魚介類冷凍品，冷凍鯨肉，油脂，バター，魚介乾製品，乾燥裏ごしイモ，チューインガムなどに使用される．

d. ブチルヒドロキシアニソール（BHA）

ブチルヒドロキシアニソール（BHA）には，2-異性体と 3-異性体があるが（図 6.5），酸化防止効果の高い 2-異性体が用いられることが多い．BHA には，ラット前胃に発がん（扁平上皮がん）作用が認められている．そのため，マーガリンなどの原料であるパーム油を除く一般食品への使用を禁止する法令が定められたが，まだ施行されていない．BHT と同様の食品に使用されるが，チューインガムには使用できない．

e. dl-α-トコフェロール類

dl-α-トコフェロール類は，BHA や BHT と比較すると，酸化防止効果はやや劣る．しかし，安全性が高いために菓子類，油脂製品，乳製品などに広く使用されるようになってきた．ビタミン E としての作用ももっているが，酸化防止の目的に限ればあらゆる食品に使用することができる．

f. その他の酸化防止剤

グアヤク脂，クエン酸イソプロピル，没食子酸プロピルは油脂およびバターへの使用が認められている．

F. 着色料

食品固有の色調を保った状態で加工や貯蔵をすることは困難なことが多い．食品の色調を演出する目的で使用される食品添加物を着色料という．人工着色料と天然着色料に大別される．人工着色料は純度が高く，品質が一定しているために，微量の使用ですむ．一方，天然由来の着色料は一般に純度が低く，色調がばらつくことが多い．

タール系色素と β-カロテンには成分規格が，また，すべての着色料には使用基準が定められている．食品への表示は用途名と物質名の併記である．しかし，物質名に色を表す文字が含まれているときは，物質名だけの表示でよい．

a. 人工着色料

人工着色料の大部分は**タール系色素**で，水溶性の酸性色素である．タール系色素は化学構造から，モノアゾ系，キサンテン系，トリフェニルメタン系，インジゴイド系の4つのカテゴリーに分けられる（表6.12，図6.6）．

タール系色素の原末は厚生労働大臣の「製品検査合格証紙」の，製剤は日本食品添加物協会の「食用色素製剤確認証」（内容量5g以下のものについては確認番号の表示でよい）の貼付のあるもの以外は販売・使用してはならない．水溶性の食用タール系色素を油性食品の着色に用いるときは，アルミニウムレーキとして使用する．レーキは金属（ここではアルミニウム）の水酸化物に色素が吸着してできる着色物質である．

タール系色素およびそのアルミニウムレーキは，いろいろな食品の着色に使用

表6.12 食用タール系色素の種類とADI
＊ A：モノアゾ系，X：キサンテン系，T：トリフェニルメタン系，I：インジゴイド系

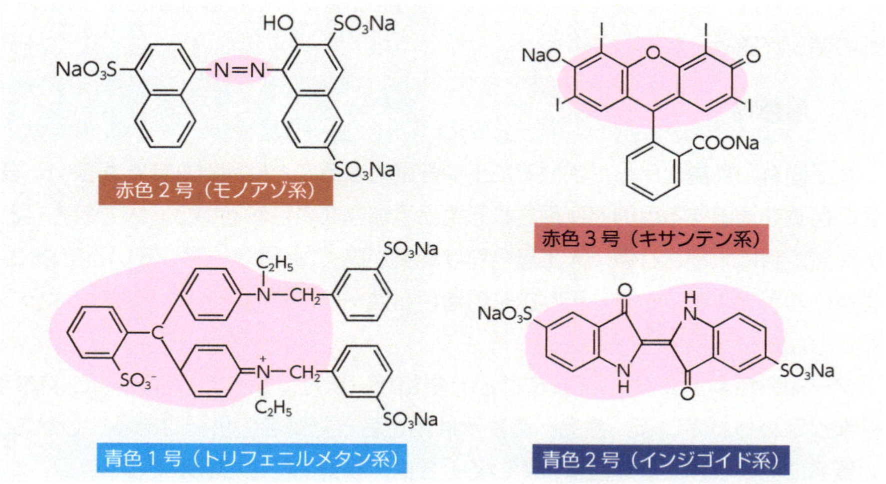

色素の種類	化合物名	化学構造＊	ADI (mg/kg 体重/日)
食用赤色2号	アマランス	A	0～0.5
食用赤色3号	エリスロシン	X	0～0.1
食用赤色40号	アルラレッドAC	A	0～7
食用赤色102号	ニューコクシン	A	0～4
食用赤色104号	フロキシン	X	未設定
食用赤色105号	ローズベンガル	X	〃
食用赤色106号	アシッドレッド	X	〃
食用黄色4号	タートラジン	A	0～10
食用黄色5号	サンセットイエローFCF	A	0～4
食用緑色3号	ファストグリーンFCF	T	0～25
食用青色1号	ブリリアントブルーFCF	T	0～6
食用青色2号	インジゴカルミン	I	0～5

図6.6 おもなタール系色素の化学構造

赤色2号（モノアゾ系）

赤色3号（キサンテン系）

青色1号（トリフェニルメタン系）

青色2号（インジゴイド系）

表 6.13 タール系色素の使用禁止食品

カステラ	きなこ	魚肉漬け物	鯨肉漬け物	コンブ類	醤油	食肉
食肉漬け物	茶	ノリ類	マーマレード	豆類	味噌	野菜
ワカメ類	スポンジケーキ	鮮魚介類（鯨肉を含む）			めん類（ワンタンを含む）	

表 6.14 タール系色素以外のおもな人工着色料と ADI
＊1 魚肉すり身を除く．＊2 菓子パンを除く．

着色料	ADI（mg/kg 体重/日）	対象食品
三二酸化鉄	0〜0.5	コンニャク，バナナ（果柄の部分に限る）
鉄クロロフィリンナトリウム	未設定	そば，みつ豆用寒天，ようかん，アイスクリーム，キャンディーなど
銅クロロフィリンナトリウム	0〜15	チューインガム，野菜類または果実類の貯蔵品，コンブ，シロップ，魚肉練り製品*1，あめ類，チョコレート，生菓子*2，みつ豆缶詰の寒天
銅クロロフィル	0〜15	チューインガム，野菜類または果実類の貯蔵品，コンブ，魚肉練り製品*1，生菓子*2，チョコレート，みつ豆缶詰の寒天
二酸化チタン	制限しない	チューインガム，チョコレート菓子，ホワイトチョコレート，キャンディー

される．しかし，表 6.13 に示す食品への使用は禁止されている．タール系色素使用食品は，用途名と物質名を併記する．

　タール系色素以外の人工着色料として，三二酸化鉄（ベンガラ），鉄クロロフィリンナトリウム，銅クロロフィリンナトリウム，銅クロロフィル，二酸化チタンなどがある（表 6.14）．表示は用途名と物質名の併記である．

b. 天然着色料

　天然着色料には，**カロテノイド系**（アナトー色素，β-カロテン，パプリカ色素，リコピンなど），**フラボノイド系**（ブドウのエノシアニン，ムラサキイモ色素，カキ色素，コウリャン色素，カカオ色素など），**ポルフィリン系**（クロロフィルなど），**キノリン系**（ラックカイガラムシのラック色素など）および**ジケトン系**（ウコン色素）の着色料など，約 100 種類がある．天然着色料は，コンブ類，茶，ノリ類，豆類，野菜，ワカメ類，食肉，鮮魚介類（鯨肉を含む）には使用できない．なお，アカネ色素は動物実験で発がん性が認められたため，2004 年にその製造と使用が禁止された．

G. 発色剤

　それ自体に色はないが，食品中の色素と反応してその色素を安定化したり，食品成分と反応して安定な色素を生成させるものを**発色剤**という．発色剤には，亜硝酸ナトリウム，硝酸カリウム，硝酸ナトリウムおよび硫酸第一鉄があり，すべてに成分規格が定められている．食品への表示は用途名併記である．

a. 亜硝酸ナトリウム（$NaNO_2$）

　亜硝酸ナトリウムは，肉類の加工中に生成される乳酸などの酸性物質の作用によって一酸化窒素（NO）となる．次いで，これがミオグロビンと反応して化学

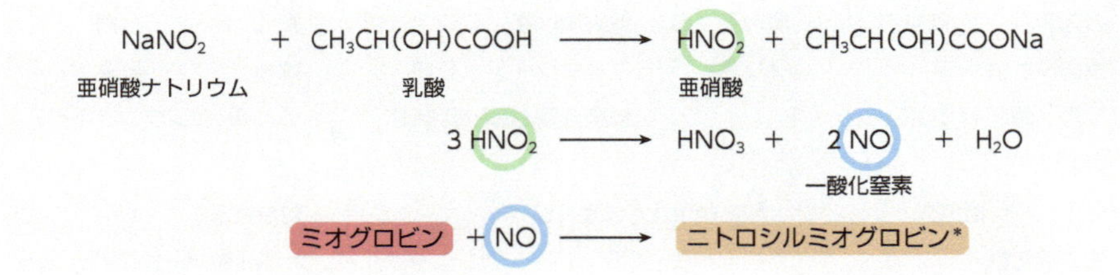

$$NaNO_2 + CH_3CH(OH)COOH \longrightarrow HNO_2 + CH_3CH(OH)COONa$$
亜硝酸ナトリウム　　乳酸　　　　　　　　　亜硝酸

$$3\,HNO_2 \longrightarrow HNO_3 + 2\,NO + H_2O$$
一酸化窒素

ミオグロビン + NO ⟶ ニトロシルミオグロビン*

図 6.7　亜硝酸塩による食肉の色調安定化機構
＊　旧称ニトロソミオグロビン

的に安定なニトロシルミオグロビン（旧称ニトロソミオグロビン）となり，肉の色を安定化させる（図6.7）．食肉製品，魚肉ソーセージ，魚肉ハム，鯨肉ベーコン，イクラ，タラコなどに使用される．亜硝酸ナトリウムは，食品，とくに魚肉や魚卵中の二級アミンと反応して，発がん性の強いニトロソアミンを生成するので，その使用が問題となっている．亜硝酸ナトリウムの ADI は 0.06 mg/kg 体重/日（亜硝酸イオンとして）である．なお，亜硝酸ナトリウムはボツリヌス菌やサルモネラなどに対する発育抑制作用を有しているので，食中毒予防効果もある．

b. 硝酸カリウム（KNO_3）および硝酸ナトリウム（$NaNO_3$）

硝酸塩は，食肉中の還元菌の作用によって亜硝酸塩に変化することを利用して，発色剤として使用される．食肉製品に発色剤として用いる場合は亜硝酸ナトリウムと併用されることが多い．食肉製品，鯨肉ベーコン，魚肉ハム・ソーセージ，魚卵製品などに使用される．チーズや清酒の発酵調整剤としても使用される．硝酸塩の ADI は 3.7 mg/kg 体重/日である．

H.　漂白剤

漂白剤は，加工食品の原料に含まれる好ましくない色素を分解あるいは変化させて嗜好性を向上させる目的で使用される．酸化漂白剤（亜塩素酸ナトリウム，過酸化水素）と還元漂白剤（亜硫酸ナトリウム，次亜硫酸ナトリウム，ピロ亜硫酸ナトリウム，ピロ亜硫酸カリウム，二酸化硫黄）の 2 つのタイプがある．すべての漂白剤には使用基準が定められており，二酸化硫黄以外には成分規格も定められている．

漂白剤には，酸化防止，変色防止，保存，防カビなどの効果もある．しかし，還元漂白剤は，食品中に含まれる金属によって還元されて硫化水素を生じ，食品の品質を著しく低下させることがある．

a. 亜塩素酸ナトリウム（$NaClO_2$）

亜塩素酸ナトリウムは，酸性溶液中で，亜塩素酸，次いで二酸化塩素を生じ，これが漂白作用を有する．柑橘類果皮，サクランボ，生食用野菜類，フキ，ブドウ，モモなどに使用されるが，最終食品の完成前に分解し，または除去することと規定されている．

b. ピロ亜硫酸ナトリウム（$Na_2S_2O_5$）およびピロ亜硫酸カリウム（$K_2S_2O_5$）

ピロ亜硫酸ナトリウムおよびピロ亜硫酸カリウムは，水中で分解して漂白作用

のある二酸化硫黄を生じる．二酸化硫黄には，酸化による食品の褐変やアスコルビン酸の酸化を防止する作用もある．カンピョウ，乾燥果実，干しブドウ，コンニャク粉，乾燥ジャガイモ，ゼラチン，糖蜜，水飴，甘納豆，煮豆，エビなどに使用される．ゴマ，豆類および野菜に使用してはならない．

I. 保存料

保存料の使用目的は，食品の品質劣化の防止，微生物が原因となる食中毒の予防，食品の保存性向上である．これらの効果は，保存料の微生物発育抑制作用（静菌作用）による．保存料には，安息香酸やソルビン酸など20種類の指定添加物と，カワラヨモギ抽出物やペクチン分解物など7種類の既存添加物がある．

人工保存料には，酸型保存料とエステル型保存料がある（表6.15）．酸型保存料は，食品の酸性度が強いほど静菌作用が強いが，アルカリ性での静菌作用は期待できない．一方，エステル型保存料は，中性～アルカリ性食品に利用できる．人工保存料にはすべて成分規格および使用基準が定められている．

a. 安息香酸および安息香酸ナトリウム

安息香酸（図6.8）およびそのナトリウム塩は，酸性食品中のカビ，酵母，好気性菌の増殖を抑制（静菌作用）する．キャビア，マーガリン，清涼飲料水，シロップ，醤油に使用される．また，ナトリウム塩は，菓子の製造に用いる果実ペーストおよび果汁に使用される．安息香酸のADIは20 mg/kg体重/日，ナトリウム塩のADIは5 mg/kg体重/日である．

表6.15 人工保存料の種類

種類	おもな保存料
酸型保存料	安息香酸およびそのナトリウム塩，ソルビン酸およびそのカリウム塩，デヒドロ酢酸ナトリウム，プロピオン酸およびそのナトリウム塩とカルシウム塩
エステル型保存料	パラオキシ安息香酸のイソブチル-，イソプロピル-，エチル-，ブチル-，およびプロピル-エステル

図6.8 おもな保存料の化学構造

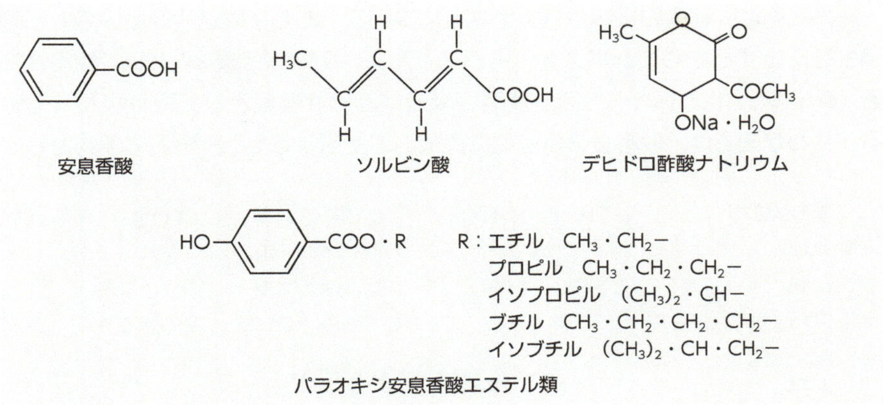

安息香酸　　ソルビン酸　　デヒドロ酢酸ナトリウム

パラオキシ安息香酸エステル類

R：エチル　$CH_3 \cdot CH_2-$
プロピル　$CH_3 \cdot CH_2 \cdot CH_2-$
イソプロピル　$(CH_3)_2 \cdot CH-$
ブチル　$CH_3 \cdot CH_2 \cdot CH_2 \cdot CH_2-$
イソブチル　$(CH_3)_2 \cdot CH \cdot CH_2-$

b. ソルビン酸およびソルビン酸カリウム

ソルビン酸（図6.8）とそのカリウム塩は，わが国で最も多く使用されている保存料である．安息香酸と同様に，酸性食品中のカビ，酵母，好気性菌，腐敗菌に対して静菌作用がある．微生物の脱水素酵素を阻害することにより静菌作用を発揮するが，その力はそれほど強くない．食品中に菌数が多い場合，その酵素作用により分解されるので，保存料としての効果は期待できない．亜硝酸塩と結合すると発がん物質に変化するので，注意が必要である．魚肉練り製品，食肉製品，あん類，ジャム，佃煮，チーズ，ケチャップ，スープ，はっ酵乳*など，広く各種食品への使用が認められている．ADI は 25 mg/kg 体重/日である．

* 乳酸菌飲料の原料に供するものに限る

c. デヒドロ酢酸ナトリウム

デヒドロ酢酸ナトリウム（図6.8）は，わが国や米国で食品添加物として指定されている．しかし，FAO/WHO 合同食品添加物専門家委員会による毒性評価は行われていない．カビ，酵母の増殖をかなり強く抑制する．酸型保存料のため pH によって効力は変わるが，解離しにくいので，中性付近でもある程度の効果が期待できる．チーズ，バター，マーガリンに使用される．なお，デヒドロ酢酸は 1991 年に使用禁止となった．

d. パラオキシ安息香酸エステル類

パラオキシ安息香酸エステル類（図6.8）は，カビ，酵母の増殖抑制に有効である．酸型保存料とは異なって，pH による影響を受けにくい．保存料として使用されるエステルのうち，ブチルエステルは作用が最も強く，多くの食品に使用されている．水に溶けにくいため，ほかのエステルと混合して使用されるか，乳化製剤として使用される．また，水酸化ナトリウム，エタノール，酢酸などに溶解させて使用することもある．醤油，果実ソース，酢，清涼飲料水，シロップ，果実および果菜の表皮に使用される．ADI は 10 mg/kg 体重/日である．

J. 防カビ剤（防ばい剤）

防カビ剤は，輸入柑橘類やバナナなどについて，おもに輸送や貯蔵中のカビの発生を防止するために，ポストハーベスト農薬（収穫後使用農薬）として使用される（表6.16）．ポストハーベスト農薬は米国などでは農薬として取り扱われているが，わが国では，収穫後の農産物に添加して使用するため，食品添加物として

表6.16 防カビ剤とADI

おもな防カビ剤	ADI（mg/kg 体重/日）	おもな防カビ剤	ADI（mg/kg 体重/日）
イマザリル	0.025	チアベンダゾール	0〜0.1
ジフェニル	0〜0.05	フルジオキソニル	0.33
オルトフェニルフェノール	0〜0.4	アゾキシストロビン	0.18
オルトフェニルフェノールナトリウム	0〜0.2	ピリメタニル	0.17

図 6.9 おもな防カビ剤の化学構造

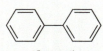
ジフェニル

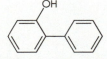
オルトフェニルフェノール

指定されている．すべての防カビ剤に使用基準および表示基準がある．

a. イマザリル(IMZ)

イマザリルには強い防カビ効果がある．みかんを除く柑橘類およびバナナに使用が認められている．水に不溶性であるため，イマザリルを添加した乳化剤を噴霧するか，浸漬して使用される．米国や EU 諸国では，果実，野菜，小麦などの穀類への使用も認められている．農薬として使用されたときの残留許容基準が定められている．

b. ジフェニル(DP)

ジフェニル（図 6.9）は水に不溶であるが，揮発性が強い．輸送または貯蔵に用いるダンボール箱などの容器中に本剤を浸潤させたクラフト紙を入れ，徐々に昇華するジフェニルの蒸気によってカビの発生を防止する．グレープフルーツ，レモン，オレンジ類に使用される．

c. オルトフェニルフェノール(OPP)およびオルトフェニルフェノールナトリウム(OPP-Na)

オルトフェニルフェノール（図 6.9）は水に不溶であるが，そのナトリウム塩は水に溶ける．これらの物質の抗菌スペクトルは広く，とくに抗カビ作用が強い．ジフェニル耐性のカビにも有効である．両者とも柑橘類への使用が認められており，通常，ワックスに溶かし表皮に塗布される．米国や EU 諸国では，柑橘類以外に，果実，野菜の防カビ剤としても使用されている．

d. チアベンダゾール(TBZ)

チアベンダゾールは，柑橘類とバナナに使用が認められている．TBZ は水に不溶であるため，ワックスに溶かして柑橘類はそのワックス溶液に浸漬して使用する．バナナには，浸漬するか噴霧して使用されている．残留許可基準が定められている．

K. 乳化剤

乳化とは，水の中に油（O/W 型），あるいは，油の中に水（W/O 型）を分散させ均質化させることである．乳化剤は食品に乳化，分散，浸透，洗浄，起泡，消泡，離型（焼き菓子などの型離れをよくすること）などの目的で添加される．

a. グリセリン脂肪酸エステル

グリセリン脂肪酸エステルは，古くから用いられている代表的な乳化剤で，最

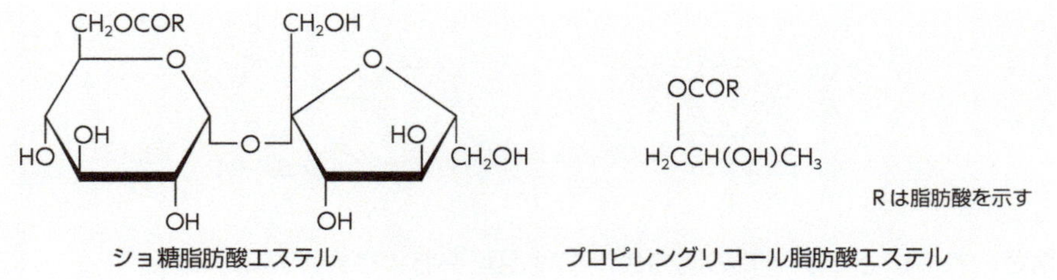

図 6.10 ショ糖脂肪酸エステルおよびプロピレングリコール脂肪酸エステルの化学構造

Rは脂肪酸を示す

ショ糖脂肪酸エステル　　　プロピレングリコール脂肪酸エステル

も多く使われている．グリセリンのモノ，ジあるいはトリ脂肪酸エステルで，モノ脂肪酸エステルが多用されている．マーガリンへの使用が最も多いが，その他の多くの食品にも広く使用されている．

b. ショ糖脂肪酸エステル（図6.10）

ショ糖脂肪酸エステル（図6.10）は，O/W型乳化の安定化に優れており，コーヒークリーム，アイスクリーム，ホイップクリーム，ソースなどに使用される．デンプンの老化抑制作用や起泡作用にも優れている．そのため，パン，ビスケット，ケーキなどの保存性の向上や食感改良の目的に使用される．その他，インスタントカレー，キャンディー，チューインガム，魚肉練り製品などにも使用される．

c. プロピレングリコール脂肪酸エステル（図6.10）

プロピレングリコール脂肪酸エステルの乳化剤としての活性はそれほど強くない．そのため単独ではなく他の乳化剤と配合して使用されることがほとんどである．おもにマーガリン，アイスクリーム，洋菓子，ショートニングに使用される．

d. コンドロイチン硫酸ナトリウム

コンドロイチン硫酸ナトリウムは，グルクロン酸，N-アセチルガラクトサミンおよび硫酸からなる多糖類で，おもにサメ軟骨やウシの気管軟骨から調製される．マヨネーズ，ドレッシング，魚肉ソーセージの乳化安定剤および保水剤として使用される．

L. 調味料

調味料は，味の付与または味質の調整のために用いられる物質である．ただし，甘味料，酸味料，苦味料は食品添加物として別に分類されているので，これらを除いたいろいろな味を付ける物質が，調味料である．わが国では，外国に比較して，非常に多くの調味料が使用されている．醤油，味噌，ソース，だし，ブイヨンなどは，一般には調味料といわれているが，食品衛生法ではこれらは食品であり，食品添加物としての調味料とはみなされない．

調味料には，グルタミン酸（コンブのうま味成分）などのアミノ酸類，イノシン酸（かつお節のうま味成分）やグアニル酸（シイタケのうま味成分）などの核酸類，コ

> **食品添加物の使用基準などの一覧表**
> 個々の食品添加物の，食品衛生法施行規則に定められた使用基準などについては，毎年2月に発行される「食品衛生学雑誌」（社団法人日本食品衛生学会）の第1号に，最新の情報の一覧表が掲載されている．

ハク酸（貝類のうま味成分）などの有機酸類とその塩類，および塩化カリウムなどの無機塩類がある．使用基準は定められていない．

M. 酸味料

食品に酸味を与える目的で使用される食品添加物を酸味料という．酸味料はまた，保存料の効果の増強や微生物の増殖を抑制する目的で使用される．酢酸，クエン酸，コハク酸，乳酸，リンゴ酸などの有機酸とその塩類が用いられる．

N. 苦味料

食品に苦味を付与するための食品添加物である．クワ科ホップの雌花から調製されたイソアルファー苦味酸，カフェインなどが代表的な苦味料である．

O. 品質保持剤

品質保持剤として使用が許可されているのは，プロピレングリコールとD-ソルビトールである．プロピレングリコールは無色，無臭で保湿効果がある．また，有機化合物溶解性が高いために，着色料，香料，保存料，ビタミンなどの溶媒として用いられることも多い．生めん類の舌ざわりをよくする目的でも用いられる．

P. 結着剤

結着剤は，ハムやソーセージなどの食肉製品および魚肉練り製品の肉の結着性をよくしたり，弾力性を増すために用いられる食品添加物である．ピロリン酸四ナトリウム，ポリリン酸ナトリウム，メタリン酸ナトリウムなどのリン酸塩の配合剤が使用される．

リン酸塩には保水作用のほかに，金属イオン封鎖作用（金属イオンの不活性化），分散作用，結晶生成防止作用，緩衝作用などの優れた性質がある．この性質を利用して，アイスクリームには硬さ調節や氷柱形成防止および気泡保持を目的として使用される．また，豆腐製造時には大豆タンパク質の抽出効果を高める目的で使用される．その他，缶詰，ソースなどにも使用される．現在，結着剤として利用されるリン酸化合物には使用基準がないため，過剰摂取を懸念する報告もある．

Q. 小麦粉処理剤

小麦粉処理剤は，小麦粉の漂白や製パン性の向上を目的として使用される食品添加物である．小麦粉の漂白には，ガス状にした二酸化塩素を添加する．小麦粉タンパク質（グルテン）のジスルフィド結合を増加させて弾力性を高めて製パン性をよくするために，過硫酸アンモニウムが使用される．

R. その他の食品添加物

その他の食品添加物を表 6.17 に示した．

表 6.17 その他の食品添加物

分類	おもなその他の食品添加物
製造や加工に必要なその他の食品添加物	イーストフード，ガムベース，固結防止剤，醸造用剤，チューインガム軟化剤，発酵調整剤，豆腐用凝固剤，かんすい，消泡剤，皮膜剤，抽出溶剤，酵素，pH 調整剤など
嗜好性および品質の向上を目的として使用されるその他の食品添加物	光沢剤，香料，膨張剤など

問題 6-3 食品添加物の安全性の評価についての記述である．誤りはどれか．［平成 24 年版栄養士実力認定試験問題 37］
(1) ADI は，1 日摂取許容量のことである．
(2) 無毒性量とは，人に対する毒性の現れない量である．
(3) 添加物の使用基準は，ADI を上回らないように設定されている．
(4) 安全性の評価は，動物実験の結果に基づいている．
(5) 変異原性は，発がん性と高い相関が認められる．

問題 6-4 食品添加物に関する記述である．正しいものはどれか．1 つ選べ．
［創作問題］
(1) 発色剤は，食肉中の色素タンパク質の酸化を促進する．
(2) 保存料には，食品の pH により効果が変化するものがある．
(3) タール色素は，天然着色料に分類される．
(4) 防カビ剤は，ミネラルウォーターに使用できる．
(5) キレート剤は，酸化防止剤の効果を低下させる．

7. 食品の器具と容器包装

7.1 器具・容器包装とは

　食品用の器具・容器包装は，食品やその原料または添加物が保蔵，運搬されて製造，加工されたあと，販売，調理されてヒトが摂食するまでの過程において，食品やその原料または添加物と直接触れて使用されるものである．そのため，器具・容器包装自体に衛生上の問題があれば，ヒトに対して有害な影響をおよぼすことになる．したがって，安全な原材料で製造されたものでなければならない．

　食品衛生法第4条4号および5号において，**器具**とは，「飲食器，割ぽう具その他食品又は添加物の採取，製造，加工，調理，貯蔵，運搬，陳列，授受又は摂食の用に供され，かつ，食品又は添加物に直接接触する機械，器具その他のもの」，**容器包装**とは，「食品又は添加物を入れ，又は包んでいるもので，食品又は添加物を授受する場合そのまま引き渡すもの」と定義されている．

　さらに，同第15条では，営業上使用する器具および容器包装は，清潔で衛生的でなければならない．第16条では，有毒あるいは有害な物質が含まれたり付着してヒトの健康を損なうおそれのあるものは，販売，販売のための製造，輸入または営業上の使用ができないことが明記されている．

　しかし，今日の食品用器具・容器包装の多様化や諸外国からの輸入品の増加などにより，これまでの食品衛生法の規格基準に定められた物質のみ使用制限を行うネガティブリスト制度では，諸外国で使用が禁止されている物質を含む食品用器具・容器包装を規制することができず流通する．そこで2018年6月に「食品衛生法」の一部改正が行われ，国際整合的な食品用器具・容器包装の衛生規制の整備を目的として，食品用器具・容器包装について，安全性を評価した物質のみを使用可能とする**ポジティブリスト制度**が導入された．食品用器具・容器包装には，合成樹脂，金属，ガラス，ゴムなどの材質が使用されており，**食品，添加**

器具・容器包装の材質		規格	
		材質試験[*1]	溶出試験[*2]
ガラス製，陶磁器製，ホウロウ引き			カドミウム，鉛
合成樹脂	一般規格	カドミウム，鉛	重金属，過マンガン酸カリウム消費量
	個別規格（14種）	触媒など	モノマー，蒸留残存物など
金属缶	食品に直接接触する部分が合成樹脂塗装		ヒ素，カドミウム，鉛，フェノール，ホルムアルデヒド，蒸発残留物，エピクロルヒドリン，塩化ビニル
	上記以外		ヒ素，カドミウム，鉛
ゴム製		カドミウム，鉛，2-メルカプトイミダゾリン	フェノール，ホルムアルデヒド，亜鉛，重金属，蒸発残留物

表7.1 器具・容器包装の材質別規格
*1 試料中の含有量を測定する試験
*2 定められた溶出条件における試料からの溶出量を測定する試験
［厚生労働省，食品用器具及び容器包装の現行制度及び現状について（平成28年8月23日）］

図7.1 器具・容器包装のいろいろ

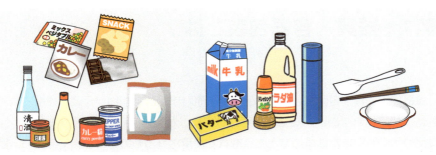

物等の規格基準（昭和34年厚生省告示第370号）において，材質別規格が定められている（表7.1）．

改正「食品衛生法」第18条第3項において，ポジティブリスト制度の対象となる材質の原材料は，同条第1項の規格が定めたものでなければならないと規定された．その対象となる材質は政令で定めることとされ，①さまざまな器具および容器包装に幅広く使用され公衆衛生に与える影響を考慮すべきこと，②欧米などの諸外国においてポジティブリスト制度の対象とされていること，③事業者団体による自主管理の取組の実績があることの要件を満たす材質として，まずは合成樹脂を対象としている．

現在，器具・容器包装の原材料には，金属，セラミック，ホウロウ，陶磁器，ガラス，ゴム，木・竹，紙・セロファン，プラスチックなどが利用されている（図7.1）．

A. 金属製品

金属は鉄，ステンレス，銅，アルミニウムなどであり，薄い板にしたり，曲げたりと比較的加工しやすく，熱伝導性に優れることから缶や飲食用器具，調理用器具，包装用箔などに利用されている．しかし，食品の酸，アルカリ，塩類の作用によって金属成分が溶出しやすく，さびを生じることがある．

鉄はさびやすく重いため，使用上不便なことが多い．そのために，ニッケル，

クロム，モリブデン，チタン，セレン，マンガンなどの元素を添加することで耐蝕性，耐熱性，耐酸性，加工性などが改良されている．**ステンレス**は約12%以上のクロムを含有させて，さびに強くした鉄製品である．

銅は空気中の二酸化炭素や水分によって緑青（ろくしょう）（塩基性炭酸銅）というさびを生成し，溶出することがあるため，食品に接する部分を**スズメッキ**または**銀メッキ**処理することが規定されている．

アルミニウムは熱伝導率がよく，さびにくく軽くて加工しやすいことから，多用されている．しかし，食品の酸やアルカリ，塩類によって，食品中に溶出することがわかっている．そのため，マグネシウム，ニッケル，マンガン，クロム，銅，亜鉛などを添加して，耐蝕性，耐熱性，加工性などが改良されている．

金属缶は鋼板にスズをメッキした**ブリキ缶**と，鋼板にクロムメッキを施した**無スズ鋼板（TFS）缶**，**アルミニウム缶**，缶の内面を**ポリエチレンフタレート樹脂**などのプラスチックで塗装されたものが使用されている．

B. セラミック製品

セラミックには，ガラス，ホウロウ，陶磁器が含まれ，非金属性無機化合物を構成成分として，高温で焼成したものである．着色顔料や釉薬に含まれる鉛，カドミウム，銅，クロムなどの重金属が溶出する可能性があり，4%酢酸による浸出検査を行い，有害物質の試験を行うことが規定されている．

C. ゴム製品

ゴムには，天然ゴム，化学合成されたエチレンプロピレンゴム，イソプレンゴム，シリコーンゴムなどが使用されている．ゴム製品は，加硫剤，加硫促進剤，酸化防止剤，補強剤などの多くの添加剤を加えて加熱加工されているために，添加剤のみではなく，その分解産物や反応生成物質が溶出する可能性があり，溶出検査を行うことが規定されている．

D. 木・竹製品

木・竹は，安価，断熱効果，清潔感，廃棄物による害が少ないことから，古くから利用されている．しかし，多孔性で吸水性があるために，微生物が付着し増

シリコンとシリコーンのちがい

シリコンとは，元素のケイ素（silicon）のことで，シリコーン（silicone）は，ケイ素を構造にもつ人工高分子化合物で，シリコン樹脂と呼ばれ，耐油性，耐熱性，耐酸性などの特性から，近年多くの調理器具に利用されている．

殖しやすいので，つねに清潔に保ち，乾燥させる必要がある．

E. 紙・セロファン製品

紙は，パルプを主原材料としてつくられ，古くから食品の包装材として使用されてきた．原材料が天然物質であることや安全性が確認されていることなどから，一部を除いて食品衛生法の対象とはなっていないが，製紙工程で化学物質が添加されているものが多く，さらに，漂白，殺菌などの処理をされたものもある．また，食品と直接接触する部分をアルミ箔や合成樹脂をラミネートしたものも使用されている．

セロファンは，パルプをビスコース化（粘着液化）し，化学反応により高分子化したものをフィルム状にしたもので，透明性，耐寒性があるために包装材として利用されているが，熱，油，酸などに弱いために，合成樹脂をラミネートして用いられている．

F. プラスチック製品

プラスチックとは，スチレン，プロピレン，エチレンなどの石油を原材料とする最小単位の化合物（モノマー）を重合させてできた高分子の化合物（ポリマー）に，

表 7.2 代表的なプラスチックの特徴と用途

種類	樹脂名称		特徴		おもな用途
	和名	略称	耐熱性（℃）	物性	
熱硬化性樹脂	エポキシ樹脂	EP	130	耐水性，接着性，耐薬性	塗料，接着剤，缶コーティング剤
	フェノール樹脂	PF	150	耐水性，耐熱性	鍋・やかんの取手，茶たく，盆，汁わん
	メラミン樹脂	MF	110～120	耐熱性，耐油性，硬度大	食器（集団給食用）
	ユリア樹脂	UF	100	耐熱性，耐油性，透明性	食器，漆器用生地
熱可塑性樹脂	ポリアミド（ナイロン）	PA	80～140	耐熱性，ガス遮断性	ラミネートフィルム，レトルト食品包材，多層ボトル
	ポリカーボネート	PC	120～130	耐熱性，耐衝撃性	哺乳瓶，電子レンジ容器，食器
	ポリエチレン 　低密度 　高密度	PE LDPE HDPE	 70～110 90～120	耐水性，通気性，熱接着性	ラップフィルム，ポリ袋，マヨネーズのチューブ コンテナ，容器のフタ，瓶
	ポリスチレン 　成形材料 　発泡用	 PS PS EPS	70～90	溶剤と衝撃に弱い 耐低温性，透明性 断熱性	 トレー，コップ，乳製品容器 トレー，即席めん容器
	ポリプロピレン	PP	100～120	耐熱性，耐衝撃性	トレー，ボトル，弁当箱，食器，密封容器
	ポリ塩化ビニル	PVC	60～70	難燃性，透明性	卵のケース，キャップシーリング，ラップフィルム
	ポリエチレンテレフタレート	PET	200	耐熱性，耐衝撃性	ラミネートフィルム，ボトル，トレー，パック，シート
	ポリ塩化ビニリデン	PVDC	130～150	耐水性，透明性，ガス遮断性	ケーシングフィルム，ラップフィルム

耐久性や安定性などをもたせるためにいろいろな添加剤を加え，加熱，加圧して目的に合うように成形したもので，合成樹脂ともいわれている．プラスチックは，軽量で強度があり，加工や着色が容易である．また，化学的に安定で安価であることなどから，現在，他の各種材質の器具・容器包装に代わり多方面で利用されている（表7.2）．

一方，光，酸素，水分，紫外線などの透過性が高く，耐熱性，耐油性，強度などが低いなどの欠点がある．これらの欠点を補うために，種類の異なるプラスチックを組み合わせる，他の材質の包装材料と複合して使用するなどの改良がなされている．

プラスチックの種類は，熱に対する性質から2つに分類されている．熱可塑性樹脂とは，加熱によって軟化し，冷却すると硬化するもので，繰り返し形状を変えることができる特徴をもっている．熱硬化性樹脂とは，加熱によって硬化し，再加熱しても軟化しないもので，一度形状が形成されると変形しないという特徴をもっている．

プラスチック製品は，ホルムアルデヒドなどの有害物質の溶出試験を行うことが規定されており，これに適合しないものは販売や使用が禁じられている．また，有毒物質のなかには，内分泌かく乱化学物質として疑われているフタル酸エステル，ポリカーボネートやエポキシ樹脂の原材料であるビスフェノールAなどがある．

7.2 容器包装の表示

一般廃棄物の減量および再生資源の利用などを目的とする廃棄物の適正処理および資源有効利用を確保するために，また，容器包装廃棄物の分別収集と再商品化を促進するために，1995年に「容器包装に係る分別収集及び再商品化の促進等に関する法律」（容器包装リサイクル法）が制定された．その後，2001年に，廃

表7.3 識別表示対象品目
［農林水産省財団法人食品産業センター，容器包装識別表示ガイドライン p.14 一部改変］

識別マーク	—	アルミ	スチール	PET	プラ	紙	紙パック	段ボール
品目	①ガラス製容器	②アルミ缶（飲料または酒類用）	③スチール缶（飲料または酒類用）	④PETボトル（飲料，醤油または酒類用）	⑤プラスチック製容器包装（④以外のPETボトル）	⑥紙製容器包装（⑦と⑧を除く）	⑦飲料用紙容器（アルミニウムを利用したものを除く）	⑧段ボール
法定表示	—	○	○	○	○	○		
自主表示	—						○	○
再商品化義務	○	—	—	○	○	○		

棄物の発生抑制と再生資源の利用促進をめざした「**資源の有効な利用の促進に関する法律**」（**リサイクル法**）が施行された．これらの法律によって，スチール缶，アルミニウム缶，PETボトル，紙製容器包装，プラスチック製容器包装の5品目が，識別表示の対象として指定されている．表7.3に，識別表示対象品目を示す．

7.3 洗浄と殺菌

微生物による食中毒を予防するためには，衛生的で安全な食材，食器具類や調理機器類を確保する必要がある．食材，食器具類や調理機器類の表面には多くの汚れや微生物が付着している．衛生的で安全な食材，食器具類や調理機器類を確保するには，洗浄や殺菌が重要である．洗浄とは対象物の表面に付着する汚れや微生物を除去する処理で，洗浄の効果は目視で実施する．微生物は，汚れ（有機物）と共存するため，見た目の汚れがなければ，問題はないと判定できる．殺菌とは，食品関係では，対象物に存在する有害な微生物を死滅させるなどして微生物の数を減少させる処理で，衛生的に安全な状態にすることである．

A. 洗浄

洗浄は対象物表面を水や湯水などで洗い流すことである．タンパク質や油脂な

表7.4　界面活性剤の種類（名称と系列）
［消費者庁，家庭用品品質表示法改訂］

界面活性剤	界面活性剤の系別	界面活性剤の種類
陰イオン系（アニオン）	脂肪酸系（陰イオン）	脂肪酸ナトリウム 脂肪酸カリウム アルファスルホ脂肪酸エステルナトリウム
	直鎖アルキルベンゼン系	直鎖アルキルベンゼンスルホン酸ナトリウム
	高級アルコール系（陰イオン）	アルキル硫酸エステルナトリウム アルキルエーテル硫酸エステルナトリウム
	アルファオレフィン系	アルファオレフィンスルホン酸ナトリウム
	ノルマルパラフィン系	アルキルスルホン酸ナトリウム
非イオン系（ノニオン）	脂肪酸系（非イオン）	ショ糖脂肪酸エステル ソルビタン脂肪酸エステル ポリオキシエチレンソルビタン脂肪酸エステル 脂肪酸アルカノールアミド
	高級アルコール系（非イオン）	ポリオキシエチレンアルキルエーテル
	アルキルフェノール系	ポリオキシエチレンアルキルフェニルエーテル
両性イオン系	アミノ酸系	アルキルアミノ脂肪酸ナトリウム
	ベタイン系	アルキルベタイン
	アミンオキシド系	アルキルアミンオキシド
陽性イオン系（カチオン）	第4級アンモニウム塩系	アルキルトリメチルアンモニウム塩 ジアルキルジメチルアンモニウム塩

どの有機物は除去できないことから，その除去の目的で界面活性剤が使用されている．食材，食器類や調理機器類の洗浄に用いられる洗浄剤（洗剤）には脂肪酸系と非脂肪酸系があり，化学構造の違いで陰イオン系（アニオン系），非イオン系（ノニオン系），両性イオン系，陽性イオン系（カチオン系）の4種類に分類される（表7.4）．

洗浄は，殺菌の前処理として十分になされていないと殺菌効果が減弱することを理解することが必要である．食品衛生法では，食材，食器類や調理機器類の洗浄に用いられる洗浄剤（洗剤）については成分規格として重金属（1 ppm以下），ヒ素（0.05 ppm以下），酵素および漂白剤（不含）など基準が定められている．そして洗浄剤の使用基準としては，使用濃度（非脂肪酸系は0.1 ppm以下，脂肪酸系は0.5 ppm以下），すすぎ（飲用適の水で流水の場合，野菜，果実は30秒以上，食器類や調理機器類は5秒以上，ため水の場合は水をかえて2回以上すすぐ．浸漬する場合は，野菜，果実は5分以上浸漬しないこと）に関する基準が設定されている．

B. 殺菌

多くの食材を衛生的で安全な食品として摂取するには，食材，調理作業に使用する食器類，調理機器類や作業環境をより衛生的に保つことが必要である．そのために対象物に存在する微生物の数を減少させる殺菌処理が重要である（表7.5）．食品製造や集団給食施設などの食品取り扱い施設における食器具類，調理機器類や作業環境に対する殺菌処理には化学的処理では，アルコール，次亜塩素酸ナト

表7.5 食品取り扱い施設での殺菌処理法

	薬剤・殺菌法	特徴	用途
化学的処理	アルコール（食品添加物指定）	揮発性，引火性が高い 脱脂作用が強い 濃度低下で殺菌力が低下する 細菌の芽胞に効力がない	手指，調理機器，調理台，食器，まな板，包丁，一般食品，水分のない機器などの表面殺菌
	次亜塩素酸ナトリウム（食品添加物指定）（殺菌剤）	酸化作用，漂白作用，腐食作用が強い 強アルカリ性（pH 8）で塩素臭がある 酸性物質と混ぜると塩素ガスが発生する ウイルスの不活化作用が強い	調理機器，調理台，食器，ふきん，食材（生野菜，果物，鮮魚など），作業環境の床・壁・天井・排水溝，腐食しない機器などの表面殺菌
	逆性石けん（第4級アンモニア塩）	食品添加物と認められていないので，食品およびまな板など食品に直接接する調理機器などには使用できない 有機物が存在すると殺菌力が低下する 普通石けんと一緒に使用すると殺菌力が消失する	手指
	オゾン（オゾン水）（食品添加物指定）	酸化作用，脱臭作用，脱色作用が強い 殺菌速度が速い．有害副産物を生成しない 浸透性がなく食材などに残留しない 食材の鮮度保持作用がある	手指，調理機器，調理台，食器，まな板，包丁，食材（生野菜，果物，鮮魚など），作業環境の床・壁・天井・排水溝
	酸性電解水（微酸性電解水）	低い塩素濃度（10～80 ppm）で殺菌力を示す 塩素臭や残留性がない．pHは5～6.5 殺菌速度が速い．有害副産物を生成しない 放置すると殺菌力が低下する	手指，調理機器，調理台，食器，まな板，包丁，食材（生野菜，果物，鮮魚など），作業環境の床・壁・天井・排水溝

（つづく）

	薬剤・殺菌法	特徴	用途
物理的処理	熱湯（水を火にかけて沸騰させたもの）	非耐熱性の機器，容器などには使用できない 熱傷の危険がある．90℃以上1分間以上で殺菌力を示す 濡れている機器，冷たい容器などでは殺菌力が低下する 生食用食材には使用できない	乾いた調理機器，調理台，食器，まな板，包丁，作業環境の床・排水溝
	加熱（乾熱と湿熱）	熱傷の危険がある．90℃以上1分間以上で殺菌力を示す 乾熱には，熱風，火炎，赤外線，超音波がある 湿熱には，飽和蒸気がある 食品の加熱には，低温殺菌，高温殺菌，レトルト殺菌がある	調理機器，食器，まな板，包丁，ふきん，耐熱性の機器・容器など，一般食品
	紫外線	波長 210～290 nm で殺菌力があり，254 nm が最も殺菌力が強い ヒトに直接照射すると皮膚・眼に有害な影響を及ぼす 紫外線の当たった表面のみ有効である 食材には使用できない	作業環境（室内），調理機器，まな板，包丁，水，容器包装

表 7.5 （つづき）

リウム，逆性石けん，オゾン水，酸性電解水などが使用される．物理的処理として，熱湯，加熱，紫外線などがある．一方，食材は加熱処理が主であるが，果物，野菜類には次亜塩素酸ナトリウムやオゾン水などが使用される．

> **問題 7-1** 食品包蔵材に関する記述である．正しいのはどれか．1つ選べ．
> ［創作問題］
> （1）ブリキ缶は，容器包装リサイクル法の対象外である．
> （2）ポリエチレンテレフタレートは，耐熱性であり割れやすい．
> （3）セロファンは，耐寒性であり酸に強い．
> （4）ブリキ缶は，アルカリイオンの存在で缶材が溶出する．
> （5）アルミニウムは，食品の酸やアルカリで食品中に溶出する．
>
> **問題 7-2** 洗浄と殺菌に関する記述である．正しいのはどれか．1つ選べ．
> ［創作問題］
> （1）器具の表面に付着した油脂は温水で洗い落すことができる．
> （2）殺菌とは，食材や器具類に存在する微生物をすべて死滅させることである．
> （3）界面活性剤の脂肪酸ナトリウムは，非イオン系の界面活性剤である
> （4）紫外線の殺菌力は，波長 254 nm ものが最も強い．
> （5）次亜塩素酸ナトリウムは，残留性が高いので生野菜の殺菌には使用できない．

8. 食品の安全性

8.1 輸入食品の安全性

わが国では，食品の輸入件数が増加し続けており（図8.1），食料の多くを輸入食品に依存している現状にある（カロリーベースの食料自給率の約60%）．国民の「食の安全」を確保するためには，**輸入食品の安全性**をどう確保するかが重要な課題となっている．

A. 輸入食品の食品衛生法違反事例

輸入される食品，添加物，器具・容器包装および指定おもちゃについては，国内品と同様に食品衛生法の基準・規格を適用して検査や違反に対する措置がとら

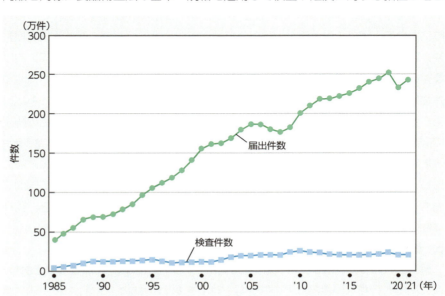

図8.1 輸入食品の届出件数と検査件数の推移
1985〜2006年は年次，2007年以降は年度
［厚生労働省，令和3年度輸入食品監視統計（年次・年度別の届出・検査），を基に加工して作図］

表 8.1　輸入食品のおもな食品衛生法違反事例（2021 年）
［厚生労働省，令和 3 年度輸入食品監視統計（主な食品衛生法違反事例）を基に加工して作表］

違反内容	違反件数	構成比（%）
アフラトキシンの付着（ナッツ・穀類など），シアン化合物の検出（キャッサバなど），有毒魚類の混入，サルモネラ属菌の検出（生食用まぐろ），メタノールの検出（ブランデーなど），輸送時における事故による腐敗・変敗・カビ発生など（米，小麦，大豆など）	211	24.6
衛生証明書の不添付	5	0.6
指定外添加物の使用	48	6.4
農薬の残留基準違反，動物医薬品の残留基準違反，大腸菌群陽性など，添加物の使用基準違反，添加物の成分規格違反，放射性物質の検出など	504	62.5
器具・容器包装の規格違反（材質別規格違反）	42	5.8
おもちゃの規格違反	1	0.1

れている．2021 年度の輸入届出件数は約 246 万件であり，輸入届出重量は約 3,163 万トンであった．これに対し，204,240 件について検査を実施し，このうち 809 件（全体の 0.03%）を**食品衛生法違反**として，積み戻しまたは廃棄などの措置がとられた．2000 年以降の検査件数に対する違反件数の割合は，0.1% 未満であり概ね減少傾向にある．2021 年における違反事例のおもな内容を表 8.1 に示す．カビ毒などの有毒物質や有害物質の含有などによる違反などや，残留農薬，動物用医薬品および微生物などにかかわる違反などの事例が違反事例の大多数を占めている．

B.　輸入食品の安全性確保対策

a.　食品の輸出国対策

食品の安全性確保は，国の内外における食品供給行程の各段階において必要な措置が適切に講じられることにより行われなければならない（**食品安全基本法**第 4 条）．わが国では，輸出国における生産の段階から輸入後の国内流通までの各段階において，海外の生産者などに対するわが国の食品安全規制に関する情報提供や，輸出国政府との二国間協議，現地調査，技術協力などを通じて輸出国における衛生対策の推進を図っている．さらに，特定の国や地域で製造された食品や添加物について，法違反の食品などが相当程度（検査件数に対する違反率が概ね 5% 以上）あり，生産地や製造地での食品衛生管理の状況などから推察して危害発生の防止の必要があると認められた場合は，輸入などを禁止することができる（食品衛生法第 9 条，第 17 条）．違反の可能性の高い輸入食品などについては，輸出国政府に対し，違反原因の究明および再発防止対策の確立を要請するとともに，二国間協議や現地調査を通じて，輸出国の生産などの段階における安全管理の実施，監視体制の強化，輸出前検査の実施などが行われている．

b.　輸入食品の検査・監視体制

輸入される食品については，輸入者に対して輸入届出の義務が課せられており，輸入届出を行わない食品などの販売などはできない（食品衛生法第 27 条）．輸入食

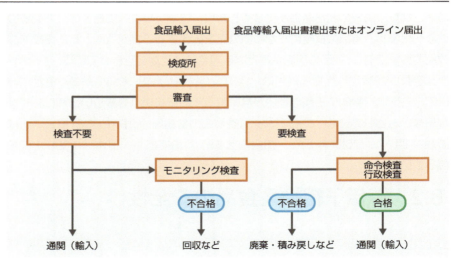

図 8.2 輸入食品などの監視および検査の概要
［厚生労働省HP，食品衛生に基づく輸入手続きについてより］

品の監視と検査は検疫所で行われている．輸入食品届出窓口のある検疫所は全国で 32 か所あり，**食品衛生監視員**が輸入食品の監視，検査および検疫衛生の業務を担っている．

届出を受け付けた検疫所では，食品衛生監視員が食品等輸入届出書と添付された証明書などについて，食品衛生法に基づく適法な食品などであるかについて審査を行う．この審査では，製造基準に適合しているか，添加物の使用基準は適切であるか，有毒物質や有害物質が含まれていないか，過去に衛生上の問題があった製造者（製造所）であるか，などの内容が確認される．審査によって，検査による確認の必要があると判断されたものは，検査命令あるいは行政検査などを実施する．その他の食品についてもモニタリング検査が行われている．審査や検査の結果，合格（＝適法）と判断された食品などのみが輸入されることとなる．不合格の場合は，廃棄や積み戻しなどの措置がとられる（図 8.2）．

厚生労働省は，輸入食品の増加や多様化に対応するために，輸入者，検疫所，検査機関などをオンライン化した輸入食品監視支援システム（FAINS）を導入したり，検査機能を 2 か所（横浜，神戸）の輸入食品・検疫検査センターに集約するなどして，迅速かつ効率化を図っている．

c. 輸入後の対応

輸入後の国内流通段階においては，都道府県など（保健所を設置する市および特別区を含む）が監視指導を行っている．違反が発見された場合には，厚生労働省，検疫所，都道府県などが連携し，輸入者による回収などが適確かつ迅速に行われるようになっている．

d. 国際間の調整（コーデックス委員会）

食品の国際貿易の広がりに伴い，各国の食品に関する規格・基準の違いが貿易

障壁となり，国間の利害関係が生じてしまう．コーデックス委員会は，消費者の健康を保護し，食品の貿易にかかわる公正を確保することを目的とした国際的な政府間機関であり，食品の国際基準となる規格の策定などを行っている．コーデックス委員会が策定した食品規格は，WTO（世界貿易機関）条約に基づく協定において，各国は科学的に正当な理由がない限りその規格よりも厳しい水準にしてはならないとされている．コーデックス委員会の事務局は，FAO 本部（ローマ）に置かれている．2021 年現在，加盟国は 189 か国であり，日本は 1966 年に加盟している．

8.2 遺伝子組換え食品の安全性

A. 遺伝子組換え技術

遺伝子組換え技術では，生物細胞の DNA から有用なタンパク質を作り出す遺伝子を切断して取り出し，その遺伝子を再結合操作によって別の生物細胞の DNA につなぎ合わせた組換え DNA を作製する．この新しい遺伝子が導入された組換え DNA を生細胞に移入し，その細胞を増殖させる．遺伝子組換え技術は種を超えた生物の間でも可能であり，元の細胞が本来持ち得なかった新たな性質を別の種の細胞に導入することもできる（図 8.3）．

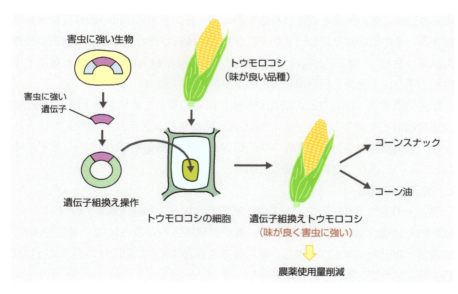

図 8.3 遺伝子組換え技術
遺伝子組換え技術を利用すると，植物が本来，持っていなかった性質を持たせることができる．

B. 遺伝子組換え農産物

　従来，農産物の品種改良は優良な性質をもった品種の交配（掛け合わせ）によって行われてきたが，安定な品種をつくりだすためには数世代の交配が必要であり，長い時間と多大な労力を要していた．遺伝子組換え技術を用いると，生産者や消費者が求める性質を効率よく農産物に導入することができ，比較的短期間に新たな品種を作り出すことができる．遺伝子組換え農産物に導入される性質には，除草剤に対する耐性や病害虫に対する耐性が多いが，栄養成分組成を変えることを目的として導入されたものもある．

　遺伝子組換え農産物は，将来の食糧供給問題の回避や農薬使用量の減少などに重要な役割をもつことが期待されている．一方，遺伝子組換え農産物が生物多様性に及ぼす影響に対する懸念から国際ルールである「**カルタヘナ法***」の準拠が求められており，わが国では輸入，流通，栽培などに使用する前に農林水産省および環境省の承認が義務づけられている．なお，遺伝子組換え農産物を商業栽培しているのは海外の約30か国であり，わが国において商業栽培が行われている遺伝子組換え農産物はない．

* 「遺伝子組換え生物等の使用等の規制による生物の多様性の確保に関する法律」

C. 遺伝子組換え農産物の食品としての安全性評価

a. 安全性の評価

　遺伝子組換え農産物を食品として利用するためには，食品安全委員会によって**安全性評価**を受けることが義務づけられている（食品安全基本法および食品衛生法）．遺伝子組換え食品の安全性評価項目を表8.2に示す．安全性評価試験の結果，既存の農産物と比べて主要な栄養成分の変化がなく，導入された遺伝子に由来する有害物質やアレルゲンが産生されないことが確認でき，食べても安全であると評価された遺伝子組換え食品だけが国内での販売や輸入が許可される．2023年現在，安全性が確認され，わが国で販売・流通が認められている農産物は9作物333品種である（表8.3）．

表8.2 遺伝子組換え農作物の食品としての安全性評価項目
［農林水産省農林水産技術会議事務局「組換え農作物早わかりQ&A」より抜粋］

1. 組換え体遺伝子産物のアレルギー誘発性の評価
   ・組換え体遺伝子産物の人工胃液・人工腸液に対する感受性
   ・組換え体遺伝子産物の既知のアレルゲンとの相同性
2. 組換え体遺伝子産物の毒性の評価
3. 組換え体遺伝子産物の代謝経路への影響の評価
4. もとの農作物と組換え農作物との組成の差異の評価
   ・栄養素（炭水化物，繊維質，タンパク質，アミノ酸組成，油分，脂肪酸組成など）の組成の比較
   ・有害物質産生の有無

表 8.3 安全性が確認された遺伝子組換え農産物
[厚生労働省HP，安全性審査の手続きを経た旨の公表がなされた遺伝子組換え食品及び添加物一覧（2023年5月30日現在）を基に加工して作表]

対象作物	新たに組み込まれた性質
大豆（枝豆および大豆もやしを含む）（29品種）	除草剤耐性，害虫抵抗性，高オレイン酸形質，低飽和脂肪酸，ステアドリン酸産生
トウモロコシ（とうもろこし）（210品種）	除草剤耐性，害虫抵抗性，高リシン形質，耐熱性α-アミラーゼ産生，乾燥耐性，稔性回復性，雄性不稔性，組織特異的除草剤耐性，収量増大の可能性向上
ジャガイモ（ばれいしょ）（12品種）	害虫抵抗性，ウイルス抵抗性，アクリルアミド産生低減，打撲黒斑低減
ナタネ（なたね）（24品種）	除草剤耐性，稔性回復性，雄性不稔性
綿実 （48品種）	除草剤耐性，害虫抵抗性
アルファルファ （5品種）	除草剤耐性
テンサイ（てん菜）（3品種）	除草剤耐性
パパイヤ （1品種）	ウイルス抵抗性
カラシナ（からしな）（1品種）	除草剤耐性

D. 遺伝子組換え食品の表示

遺伝子組換え食品の表示は，**食品表示基準（食品表示法）**に準じて適正に表示されなければならない．

a. 表示対象農産物

遺伝子組換え表示の対象農産物（食品表示基準第2条）は，①**大豆**（枝豆および大豆もやしを含む），②**トウモロコシ**（とうもろこし），③**ジャガイモ**（ばれいしょ），④**ナタネ**（なたね），⑤**ワタ**（綿実），⑥**アルファルファ**，⑦**テンサイ**（てん菜），⑧**パパイヤ**，⑨**カラシナ**（からしな）の9種類の農産物である．加えて，これらの農産物を原料とする加工食品のうち，33の食品群が表示の対象となる（表8.4）．酒類にも，遺伝子組換えに関する表示基準が適用される．遺伝子組換え技術により生産された添加物については，遺伝子組換え表示は義務付けられていない．

b.「遺伝子組換え」の義務表示

遺伝子組換え農産物とその加工食品のうち，加工工程後も組換えDNAまたはこれによって生じたタンパク質が残存しているものについては，**分別生産流通管理**＊が行われていれば「遺伝子組換え」，分別生産流通管理が行われていなければ「遺伝子組換え不分別」の表示が義務づけられている．また，遺伝子組換え農産物との分別生産流通管理が行われた非遺伝子組換え農産物とその加工食品については，遺伝子組換えに関する表示は義務づけられてない．この場合は，任意で「遺伝子組換えでない」ことの表示をすることはできる（表8.5）．

従来のものと組成や栄養価などが著しく異なる遺伝子組換え農産物（特定遺伝子組換え農産物）とその加工食品の場合は，組換えDNAやそれが産生したタンパク質が検出されなくても，消費者への情報提供という観点から，組成・栄養価が

＊ 遺伝子組換え農産物と非遺伝子組換え農産物を生産，流通および加工の各段階で善良なる管理者の注意をもって分別管理し，そのことが書類により証明されたものに限る．

表 8.4　表示対象農作物を原材料とする加工食品

1) 豆腐類および油揚げ類	18) ポップコーン
2) 凍豆腐，おからおよびゆば	19) 冷凍トウモロコシ
3) 納豆	20) トウモロコシ缶詰およびトウモロコシ瓶詰
4) 豆乳類	21) コーンフラワーをおもな原材料とするもの
5) 味噌	22) コーングリッツをおもな原材料とするもの（コーンフレークを除く）
6) ダイズ煮豆	23) 調理用のトウモロコシをおもな原材料とするもの
7) ダイズ缶詰およびダイズ瓶詰	24) 16) から 20) までをおもな原材料とするもの
8) きな粉	25) ポテトスナック菓子
9) ダイズいり豆	26) 乾燥ジャガイモ
10) 1) から 9) までをおもな原材料とするもの	27) 冷凍ジャガイモ
11) 調理用のダイズをおもな原材料とするもの	28) ジャガイモでんぷん
12) ダイズ粉をおもな原材料とするもの	29) 調理用のジャガイモをおもな原材料とするもの
13) ダイズタンパク質をおもな原材料とするもの	30) 25) から 28) までをおもな原材料とするもの
14) 枝豆をおもな原材料とするもの	31) アルファルファをおもな原材料とするもの
15) ダイズモヤシをおもな原材料とするもの	32) 調理用のテンサイをおもな原材料とするもの
16) コーンスナック菓子	33) パパイヤをおもな原材料とするもの
17) コーンスターチ	

表 8.5　遺伝子組換え食品の表示方法

＊　大豆とトウモロコシについては，分別生産流通管理が適切に行われた場合でも，遺伝子組換え農産物の一定の混入は避けられないことから，5％以下の意図せざる混入は認められている．

表示の種類	対象農作物および対象食品
「遺伝子組換え」（義務表示）	分別生産流通管理が行われた遺伝子組換え農産物を原材料とする場合
「遺伝子組換え不分別」（義務表示）	遺伝子組換え農産物と非遺伝子組換え農産物の分別生産流通管理が行われていない農産物を原料とする場合
「遺伝子組換えでない」（任意表示）	分別生産流通管理が行われ，遺伝子組換え農作物の混入が認められない非遺伝子組換え農産物を原材料とする場合（大豆やトウモロコシも含む）
「大豆（分別生産流通管理済）」（任意表示）	遺伝子組換え農産物の混入が 5％以下になるよう適切な分別生産管理を行っている大豆とトウモロコシの場合＊

変わっていることと併せて遺伝子組換え技術を用いて生産・製造されたことを表示しなければならない．食品として使用されている対象農産物には，高リシン産生遺伝子組換えトウモロコシ，エイコサペンタエン酸，ドコサヘキサエン酸産生遺伝子組換えなたねとステアリドン酸産生遺伝子組換え大豆がある．たとえば，ステアリドン酸遺伝子組換え大豆を原材料とした大豆油は，「大豆（ステアリドン酸遺伝子組換え）」などと表示する．

c.　「遺伝子組換え」の表示が不要または省略できる場合

対象農産物またはその加工食品であっても，組換え DNA やその産物であるタンパク質が検出されない食品は表示が不要となる．たとえば，大豆油＊，醤油，コーン油，異性化液糖，デキストリン，水飴，コーンフレーク，ナタネ油，綿実油，

＊　特定遺伝子組換え大豆を原材料とするものを除く

砂糖（てん菜をおもな原材料とするもの）およびこれらをおもな原材料とする食品などが該当する．これらの食品では，組換え DNA またはそれが産生するタンパク質が加工工程で除去・分解されるため残存せず，非遺伝子組換え農産物から製造した食品と科学的に品質上の差異がないためである．

対象農産物やその加工食品であっても，以下に該当する場合は表示が省略できる．

1. おもな原材料（原材料の重量に占める割合の高い原材料の上位3位以上のもので，かつ，原材料の重量に占める割合が5パーセント以上であるもの）ではない場合
2. 容器包装の表示可能面積がおおむね30 cm^{2}以下である場合

d. 「遺伝子組換え」の表示が禁止されるもの

遺伝子組換え農産物が存在しない農産物（米や小麦など）については，「遺伝子組換えでない」などの表示ができない（食品表示基準第9条）．これは，食品に使用した農産物のみが遺伝子組換えではないと消費者に誤解され，優良誤認を招くおそれがあるためである．

8.3 放射線照射食品の安全性

放射線の食品照射は，発芽防止，熟成度調整，食品成分の改質，殺虫・殺菌などに有効な技術とされている．食品照射に利用されるおもな放射線は，電子線と，X線およびコバルト60から発生するγ（ガンマ）線である．

食品に照射する放射線量が適切であれば，放射線照射によって生成する化学物質は，その他の調理法や加工法によって生成するものと同様であり，その化学物質が人の健康に悪影響を及ぼすことはないと考えられている．専門家による国際会議（FAO/IAEA/WHO 合同専門家委員会）では，「いかなる種類の食品でも，総平均線量が 10 kGy 以下で照射された食品には，毒性学的な危険性は全く認められない」としている．また，放射線を食品に照射したとしても，ほとんどの栄養成分は減少しないか，減少したとしても加熱や乾燥などによって失われる量と同程度である．放射線照射食品であっても，他の食品と同様に食品衛生の一般原則に従って衛生的に調理，加工，流通されなければならない．

わが国では，食品衛生法により食品への放射線照射は原則的に禁止されているが，例外的にガンマ線によるジャガイモの発芽防止のみが認められている（図 8.4）．諸外国では，香辛料，タマネギ，ニンニク，冷凍魚介類，ジャガイモ，乾燥野菜，ソーセージなどに放射線照射が利用されている．輸入食品にあっては，検疫所において輸入届出の審査時に放射線照射の有無の確認が行われているほか，香辛料などについては熱発光法（TL法）を用いて輸入時に検査が行われている．

図 8.4 食品への放射線照射

* Gy（グレイ），ある物質が単位質量あたりに受けるエネルギー量．わが国では，ジャガイモの発芽防止にのみ放射線照射が許可されている．

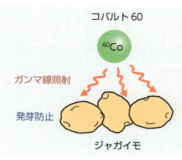

ジャガイモへの使用許可条件
対象品目：ジャガイモ（ばれいしょ）
目　的：発芽防止
使用線源：コバルト 60（ガンマ線）
吸収線量：150 Gy* 以下
再 照 射：禁止

問題 8-1 輸入食品に関する記述である．正しいのはどれか．1 つ選べ．［創作問題］
（1）衛生管理は，検疫所に配置された食品衛生監視員によって行われている．
（2）国際的な安全規格基準に合った食品は，国内の基準に合わないものでも輸入できる．
（3）わが国の食料自給率は，カロリーベースで約 40％である．
（4）輸入食品の農薬残留基準値は，国内の基準値より低く設定されている．
（5）展示用の輸入食品であっても厚生労働大臣に届出をしなければならない．

問題 8-2 遺伝子組換え食品の表示に関する記述である．正しいのはどれか．1 つ選べ．［創作問題］
（1）非遺伝子組換え大豆を原料にした豆腐は，「非遺伝子組換え食品」の表示義務がある．
（2）遺伝子組換え大豆を原料にした醤油は，遺伝子組換え食品の表示義務がある．
（3）遺伝子組換えトウモロコシを原料とするコーン油は，遺伝子組換え食品の表示義務がある．
（4）分別流通管理をしていない非遺伝子組換え作物は，「遺伝子組換え不分別」の表示義務がある．
（5）表示義務の対象となっている作物を原料とする食品であっても，その原料の食品に占める重量が 5％未満のものは，表示が省略できる．

9. 食品衛生関係法規と食品保健行政

9.1 食品衛生関係法規

わが国におけるおもな食品衛生関係の法規として,「**食品衛生法**」および「**食品安全基本法**」「**乳及び乳製品の成分規格等に関する省令**」がある.

A. 食品衛生法

食品衛生法は,食の安全性を確保するため,1948(昭和23)年に施行された.その後,科学技術や生活水準の向上に伴って変化した食を取り巻く環境に対応できるよう,必要に応じて改正され,最新の改正は2018(平成30)年である*.

食品衛生法は,11章89条からなっており,この法規の規定に基づいて,食品衛生法施行令(政令)があり,同施行令の規定に基づいて食品衛生法施行規則(省令)が制定されている.

食品衛生法は,食品衛生の目的を達成するために実施する基本的対策を定めた法律である.その概要を図9.1に示す.

a. 食品衛生法の目的(第1条)

この法律の目的は,食品の安全性確保のために,公衆衛生の見地から必要な規制やその他の措置を行うことによって,飲食に起因する衛生上の危害の発生を防止し,国民の健康の保護を図ることである.

b. 食品衛生法で用いられる用語の定義(第4条)

食品とは,すべての飲食物をいう.「医薬品,医療機器等の品質,有効性及び安全性の確保等に関する法律」(旧薬事法)に規定されている医薬品および医薬部外品は含まない.**添加物**とは,食品の製造過程,または食品の加工や保存の目的のために,添加,混和,浸潤その他の方法で使用するものをいう.なお,食品衛生法では,食品添加物は単に添加物と表記されている.**天然香料**とは,動植物か

* 施行まで1年のもの,2年のもの3年のものがあり,それぞれ条番号が異なる箇所がある.本書では3年後施行の最終の形とした.

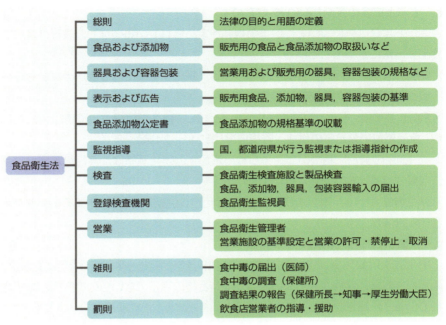

図 9.1 食品衛生法の概要

ら得られた物，またはその混合物で，食品の着香の目的で使用される添加物をいう．**器具**とは，飲食器，製造，加工，調理，貯蔵，運搬，陳列などの，授受または摂取の目的に供されるものをいう．**容器包装**とは，食品や添加物を入れたり，包んでいるものをいう．**食品衛生**とは，食品，添加物，器具，容器包装を対象とする飲食に関する衛生をいう．

c. 食品と添加物の販売などの規制（第5～14条）

食品と**食品添加物**の販売など*について，以下のように規制されている．

- 清潔で衛生的な食品や添加物の販売の義務（第5条）
- 腐敗，有毒・有害物質の含有，病原微生物の混入など，人の健康を損なうおそれがある食品や添加物の販売の禁止（第6条）
- 省令で定められた疾病にかかっている獣畜の肉・乳・臓器，家きんの肉・臓器などの販売などの禁止（第10条）
- 定められた添加物以外の物質およびそれを含む食品の販売などの禁止（第12条）
- 定められた規格・基準に適合しない添加物および食品の販売などの禁止（第13条）

d. 器具と容器包装の規制（第15～18条）

器具および**容器包装**に関する規制は以下のように定められている．

- 清潔で衛生的な器具・容器包装の使用の義務（第15条）
- 有毒・有害な器具・容器包装の販売などの禁止（第16条）
- 規格・基準に適合しない器具・容器包装の販売などの禁止（第17条）

* 販売にかかわる採取，製造，加工，使用，調理，貯蔵，運搬，陳列，授受のことをいう．

e. **表示と広告の規制**（第19および20条）

表示および**広告**について，以下の規制が定められている．なお，表示の基準は食品表示法に定められている．
- 食品，添加物，器具，容器包装について，規格・基準に合う表示のないものの販売などの禁止（第19条）
- 食品，添加物，器具，容器包装に関する虚偽，誇大な表示と広告の禁止（第20条）

f. **食品添加物公定書の作成，監視指導**（第21〜24条）

第13条の規定に基づいて定められた添加物の規格基準は，**食品添加物公定書**に収載される（第21条）．

厚生労働大臣は，国および都道府県が行う監視指導の実施に関する指針を定める（第22条）．

g. **検査**（第25〜30条）

第13および18条の規定に基づいて規格・基準が定められ，政令で定めた食品，添加物，器具，容器包装については，**検査**合格の表示のないものの販売が禁止されている（第25条）．

h. **食品衛生監視員**（第30条）

厚生労働大臣および都道府県知事などは，販売用食品の監視や検査のための収去，食品衛生の指導などを行う**食品衛生監視員**を任命する（第30条）．

i. **食品衛生管理者**（第48条）

とくに衛生上の考慮を必要とする食品または添加物の製造・加工を行う場合には，その製造または加工を衛生的に管理させるため，専任の**食品衛生管理者**を置かなければならない（第48条）．

食品衛生監視員の職務

食品衛生監視員の任用資格要件（食品衛生法施行令第4条）は同じであるが，国と地方で職務が異なる．食品衛生監視員には，厚生労働大臣が任命するもの（国家公務員）と，都道府県知事，保健所設置市の市長，特別区長が任命するもの（地方公務員）がある．

国家公務員の食品衛生監視員は，全国的に重要であると考えられる食品衛生についての監視・指導を行う．また，港や空港の検疫所において，輸入食品や輸入添加物などの届出書の受理，監視およびその検査を行って，衛生的な食品などの輸入に努めている．地方公務員の食品衛生監視員は，おもに保健所に配属され，店頭で販売されている食品などの監視と収去，食品営業施設や営業者，学校・病院などの特定給食施設に対する監視や指導などを行っている．

これに該当する業種は，乳製品，食肉製品，食用油脂，放射線照射食品，食品添加物などの特定の製造業である．また，食品衛生管理者を置く義務がない飲食店や販売店，食品製造施設では，都道府県条例によって，**食品衛生責任者**を置くことが定められている．

j. 食中毒患者等の届出（第63条）

食中毒患者等*を診断した医師は，直ちに最寄りの保健所長に届け出ることが義務づけられている．また，届出を受けた保健所長は，原因などを調査し，その結果を都道府県知事に，都道府県知事は厚生労働大臣に報告することが義務づけられている．

* 食品，添加物，器具または容器包装に起因する中毒患者またはその疑いのある者

B. 食品安全基本法

2000年ごろより HACCP 認定工場で製造された乳類での黄色ブドウ球菌食中毒事件，牛海綿状脳症（BSE）の発生，食品の偽装表示，輸入食品の法律違反（残留農薬）などが続発し，食品の安全性に対する国民の不安や不信が高まった．このような状況のなかで，国民の健康保護のため食品の安全性確保の施策を総合的に推進することを目的として，2003年5月に3章38条よりなる**食品安全基本法**が施行された．

a. 食品安全基本法の目的（第1条）

食品の安全性の確保について基本理念を定め，国，地方公共団体，食品関連業者の責務と消費者の役割を明らかにし，食品の安全性確保の施策を総合的に推進することを目的とする．

b. 食品の安全性の確保のための措置を講ずるにあたっての基本的認識（第3条）

食品の安全性の確保は，このために必要な措置が国民の健康の保護が最も重要であるという基本的認識のもとに行われなければならない．

c. 食品供給行程の各段階における適切な措置（第4条）

食品の安全性確保に必要な措置は，農林水産物の生産から食品の販売に至る食品供給行程の各段階において適切に行わなければならない．

d. 国民の健康への悪影響の未然防止（第5条）

国民の意見に十分配慮しつつ，科学的根拠に基づいた食品の安全性確保に必要な措置を行い，食品の摂取による国民の健康への悪影響を未然に防止する．

e. 国および地方公共団体の責務（第6および7条）

国は食品の安全性の確保に関する施策を総合的に策定し，実施しなければならない（第6条）．地方公共団体は，その区域の自然的経済的社会的諸条件に応じた食品の安全性確保のための施策を実施しなければならない（第7条）．

f. 食品関連事業者の責務（第8条）

食品関連事業者は，食品の安全性の確保について第一義的責任を有していることを認識して，食品の安全性確保を行わなければならない．

g. 消費者の役割（第9条）

食品の安全性確保に関する知識と理解を深め，食品の安全性確保に関する施策についての意見を表明するように努める．

h. 食品健康影響評価の実施（第11条）

食品の安全性の確保に関する施策の策定にあたっては，施策ごとに食品健康影響評価が行われなければならない．

i. 食品安全委員会の設置（第22条）

食品安全委員会

食品安全基本法の規定により，2003年7月に内閣府に設置された．7人の委員から構成され，委員会の下には12の専門調査会が設置されている．規制や指導などのリスク管理を行う関係行政機関から独立して，科学的知見に基づいて客観的かつ中立公正に食品の健康影響評価（リスク評価）を行う．また，リスク評価の結果に基づいて，食品の安全性確保のために実施すべき対策を，内閣総理大臣を通じて関係各大臣に勧告することができる．

C. 乳及び乳製品の成分規格等に関する省令（乳等省令）

他の食品とは別に，乳（10品目）・乳製品（23品目）の規格・基準（成分規格，製造，保存方法の基準）が厚生労働省令である「乳及び乳製品の成分規格等に関する省令」によって定められている．

9.2 食品保健行政

わが国における食品保健行政の機構を図9.2に示す．国の食品保健行政を担うのは，厚生労働省医薬・生活衛生局生活衛生・食品安全部の企画情報課，基準審査課，監視安全課である．それぞれの課の業務を表9.1に示す．企画情報課には，検疫所業務管理室が，監視安全課には輸入食品安全対策室が併置されている．

食品保健行政に関する高度の試験検査および調査研究は，国立医薬品食品衛生研究所および国立感染症研究所が担当する．

検疫所は，食品や食品添加物の輸入に際して取締りを行う．健康局結核感染症課は，食中毒を含めた感染症の予防に必要な情報の収集，分析などを行う．地方

図 9.2 わが国の食品保健行政機構
*1 衛生部局として、保健部、保健環境部、健康福祉部などのいろいろな名称がある
*2 衛生研究所以外に、公衆衛生研究所、健康安全研究センター、衛生公害研究所などの名称がある

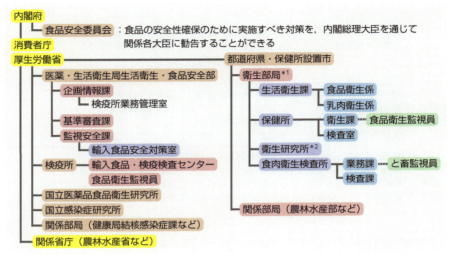

表 9.1 国における食品保健行政担当課のおもな業務
食品衛生に関する担当業務のみを示した

課	担当業務
企画情報課	・生活衛生・食品安全部の業務の総合調整に関すること
(検疫所業務管理室)	・食品・添加物の輸入時の取締りに関すること ・検疫所の組織・運営に関すること
基準審査課	・食品などおよび洗浄剤の衛生に関する規格基準に関すること ・農薬含有または農薬付着食品による衛生上の危害の防止についての規格基準に関すること ・食品などの衛生に関する表示の基準に関すること
監視安全課	・総合衛生管理製造過程を経て食品を製造加工することについての承認に関すること ・食品衛生監視員に関すること ・食品などおよび洗浄剤の衛生に関する取締りに関すること ・農薬含有または農薬残留食品による衛生上の危害発生防止に関すること ・食品衛生法第 29 条に規定する製品検査、検査施設に関すること ・と畜場および食鳥処理場の衛生の確保、および、と畜検査および食鳥検査などの処理の適正に関すること
(輸入食品安全対策室)	・輸入食品などの衛生上の危害の防止に関すること

表 9.2 地方自治体における食品衛生担当課のおもな業務

- 食品関係営業・製造施設の監視と指導
- 食中毒防止対策
- 食中毒の原因究明
- 食中毒発生に伴う行政処分
- 食品衛生に関する検査および調査研究の企画調整
- 食品衛生に関する知識の啓蒙と普及
- 食肉センター、食鳥処理場の衛生指導
- GPセンター(鶏卵選別・包装施設),液卵製造施設の監視と指導

自治体における食品保健行政は食品衛生担当課(名称の多くは生活衛生課)によって行われる(表9.2).乳肉衛生係は、乳肉その他動物性食品についての保健行政を担当する.

監視や業務指導を直接行うのは保健所であり、保健所に配属された食品衛生監視員がこれにあたる.

表 9.3 食品表示法の概要
各法律における食品表示に関する部分をまとめて新しく食品表示法として施行された.

法令	食品衛生法	JAS 法	健康増進法
目的	○飲食に起因する衛生上の危害発生を防止	○農林物資の品質の改善 ○品質に関する適正な表示により消費者の選択に資する	○栄養の改善その他の国民の健康の増進を図る
表示関係	○販売の用に供する食品等に関する表示についての基準の策定及び当該基準の遵守　など	○製造業者が守るべき表示基準の策定 ○品質に関する表示の基準の遵守　など	○栄養表示基準の策定及び当該基準の遵守　など
表示関係以外	○食品,添加物,容器包装等の規格基準の策定 ○都道府県知事による営業の許可　など	○日本農林規格（JAS 規格）の制定 ○日本農林規格（JAS 規格）による格付　など	○基本方針の策定 ○国民健康・栄養調査の実施 ○特別用途食品に係る許可　など

（表示関係の行：**食品表示法へ**）

　食肉衛生検査所は，と畜場（食肉センター）や食鳥処理場に併設されている．
　食肉衛生検査所に配属されていると畜監視員が動物の健康状態，疾病の有無を監視し，食用可能と判断された動物がと殺・解体される．また，食肉衛生検査所では，食肉の衛生確保のために，病原微生物検査，BSE 検査や残留医薬品検査も行われる．
　食品衛生に関する検査は保健所および衛生研究所で行われる．また，衛生研究所は，自治体が行う保健行政を科学的に支援する試験研究機関としても位置づけられている．
　また，食品の産地偽装やカビ汚染米を食用に転売する（2008 年）など，企業モラルの欠如に基づく事件が続発した．そのため，消費者が安全な消費生活を営むことができる社会の実現に向けた施策の推進を目的として，2009 年 9 月に**消費者庁**が設置された（図 9.2 参照）．消費者庁は，消費者の権利，事業主の責務，行政機関の責務を規定する「**消費者基本法**」の理念にのっとり設置されている．表 9.3 に示す「食品表示法」に基づく食品の表示に関する事務を一元的に行っている．

9.3　食品安全のリスクアナリシス（リスク分析）

　食品には，多くの危害要因（ハザード）が存在する可能性があり，これらの危害要因を摂取することによって健康に悪影響が起こる可能性とその程度のことをリスクと定義している．
　リスクアナリシス（リスク分析）は，食品の安全確保を目的としており，ヒトが毎日摂取している食品にゼロリスクはないことを前提にしてリスクを評価し，健康への悪影響の可能性を防止するための，またはそのリスクを最小限にするため

のプロセスである．リスクアナリシスはリスク評価（リスクアセスメント），リスク管理（リスクマネージメント），リスクコミュニケーションの3つの要素からなっている．

①**リスク評価**とは，食品に含まれる危害要因を摂取することによって生じるリスクについて，科学的に評価することである．リスク評価を行う機関として，内閣府に食品安全委員会が設置されている．

②**リスク管理**とは，リスク評価の結果をふまえて，食品の摂取によるリスク低減のための適切な施策や措置を決定し，実施することである．リスク管理を行う機関としては，消費者庁，厚生労働省，農林水産省などがある．

③**リスクコミュニケーション**とは，リスクアナリシスの全過程において，リスク評価機関，リスク管理機関，消費者，事業者，その他の関係者の間で，情報や意見を相互に交換することで，リスクアナリシスの透明性を確保し，リスク管理施策に国民の意見を反映させることである．

問題 9-1 食品衛生の法令に関する記述である．正しいのはどれか．1つ選べ．［創作問題］
(1) 食品衛生管理者は，当該施設設地の都道府県知事に届け出る必要がある．
(2) 食品衛生法でいう食品衛生とは，食品のみを対象にしている．
(3) 病院や学校の給食施設は，開設には，厚生労働大臣の営業許可を取らなければならない．
(4) 高温殺菌乳は，一般細菌数が5万個以下/mLであればよく，大腸菌群は陽性でもよい．
(5) 食品の放射線照射は，国内ではサツマイモの発芽防止のみで使用が許可されている．

問題 9-2 食品の安全確保対策に関する記述である．正しいのはどれか．1つ選べ．［創作問題］
(1) わが国においてリスク管理は，民間企業の責務である．
(2) わが国においてリスク評価は，消費者庁が行う．
(3) リスク評価は，危害要因判定，暴露評価，リスク判定からなる．
(4) リスクコミュニケーションとは，行政が食品安全に関する情報を発信することである．
(5) 食品安全基本法では，食品の安全確保において消費者の役割は定められていない．

付録1 微生物学概論

1. ヒトと微生物

微生物はヒトの生活環境に生存しており，ヒトに有益なものと有害なものがある．微生物の有益な面を利用したものに，醤油，味噌などの酵母やカビを利用した醸造食品，チーズ，ヨーグルト，納豆などの細菌を利用した発酵食品がある．またアミノ酸，有機酸，酵素などの製造にも利用されている．近年は，ヒトの健康状態に影響する腸内細菌叢のプロバイオティクスとしても活用されている．

有害な面では，自然環境中に生存している微生物による食材の汚染，食品製造，調理，保存などの過程で食品を汚染・増殖して食品の変敗や腐敗の原因となる．さらに，病原微生物に汚染された食品や飲料水を介して起こる食中毒や経口感染症などの原因になることである．

2. 微生物の種類と性状

肉眼では見ることのできない小さい生物を，総称して微生物という．原虫，真菌（酵母，カビ），細菌（大腸菌，ブドウ球菌，クラミジア，リケッチア），ウイルスが含まれる．真菌と原虫は，核膜で包まれた核を有する真核生物である．細菌は明確な核構造を有しない原核生物である．ウイルスは核酸とタンパク質から構成される粒子である．微生物の種類と大きさの比較を付図1に示す．

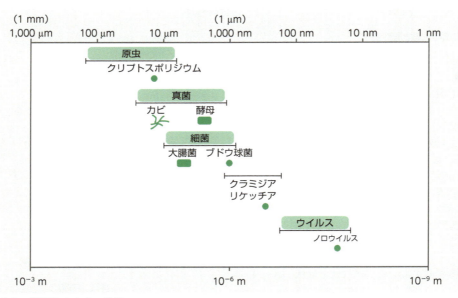

付図1　微生物の種類と大きさの比較

2.1 原虫

原虫は，微生物の中でもっとも大きなものであり，単細胞で，動物としての特徴をもち，1個の細胞が1個の個体として機能し，増殖，代謝，運動を行う．このような虫体を栄養型という．栄養型の虫体は，生育環境が悪化すると機能を止め，抵抗力の強い感染性の嚢子（シスト）に変化する．原虫の構造や増殖様式は複雑で原虫の種類によって異なり，鞭毛虫類，胞子虫類，根足虫類，繊毛虫類がある．

2.2 真菌

真菌には，カビ（糸状菌）と酵母がある．カビは細長い菌糸の集まったもので，菌糸は分岐しながら成長し，複雑に絡み合った菌糸の集団（菌糸体）を形成し，肉眼で見えるようになる．また種類により胞子を形成する．この胞子は細菌の芽胞のような物理化学的刺激に対して抵抗性をもっていないが，真菌の拡散や増殖に大きな役割をしている．酵母は卵形や球形をした単細胞で，2分裂（分裂酵母）または出芽（出芽酵母）で増殖する（付図2）．

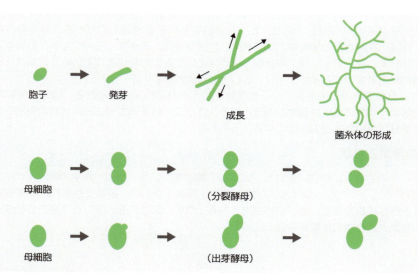

付図2　真菌の形態と増殖様式

2.3 細菌

細菌の形態は，桿状（桿菌），球状（球菌），らせん状（らせん菌）の3種類に分けられる（付図3）．

桿菌には，楕円状の短桿菌，長い棒状の長桿菌，鎖のようにつながった連鎖桿菌などがある．球菌には，ブドウの房状になったもの，連鎖状になったもの，2個または4個ずつ向かい合ったものなどがある．らせん菌には，コンマ状のもの，S字状のもの，らせん状のものがある．細菌の構造は，基本的には細胞壁，細胞膜，細胞質からなり，種類によっては莢膜，線毛，鞭毛，芽胞をもっている（付図4）．細胞壁は細菌の形態を保持する硬い構造で，グラム染色によってグラム陽性菌とグラム陰性菌に大別される．

グラム陰性菌の細胞壁にはリポ多糖体（lipopolysaccharide：LPS）がある．LPSは内毒素であり，また抗原性がありO抗原として血清型別判定に利用される．

細胞膜は，細胞壁の内側にある膜で，栄養成分や代謝成分などの吸収・排泄に重要な働きをしている．細胞質は，細胞膜に囲まれた細胞内で，核膜のない染色体DNA，プラスミド，リボゾームなどを含む．

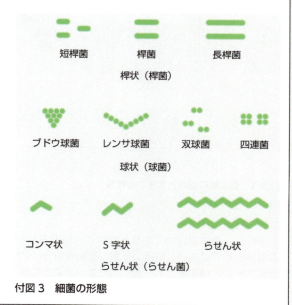

付図3　細菌の形態

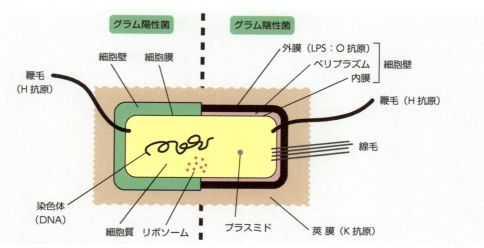

付図4 細菌の基本構造の略図

　莢膜は細胞壁の外側にある多糖体である．莢膜をもつ細菌は食細胞の貪食作用に抵抗性がある．また抗原性があり，K抗原として血清型別に利用される．

　鞭毛は，運動性のある細菌に存在する菌体から伸びた長い毛のようなタンパク質よりなる器官で，抗原性があり，H抗原として血清型別に利用される．

　線毛は，鞭毛より細く短い直線性のタンパク質からなり，感染時に宿主細胞への付着機能をもつものがある．

　芽胞は，一部のグラム陽性桿菌が，栄養不足や乾燥など発育環境が悪くなると生命維持のために菌体中に形成するもので，長期間増殖せず生存できる（一種の耐久型細胞）．化学薬品，消毒剤，熱などに強い抵抗性を示す．特に，熱に対する抵抗性は強く，100℃の加熱処理では死滅しない．芽胞は，発育環境が良くなると発芽してもとの栄養型になり増殖する．

　細菌は2分裂で増殖する．1個の細菌の細胞内の染色体DNAが2つに分離し，1つの菌体内に2つの核様体を持つようになり，次にその菌体にくびれが生じ，細胞壁による隔壁ができ2個の細菌に分裂する．この分裂に要する時間を分裂時間といい，発育環境が良ければ速やかに分裂・増殖する(付図5)．

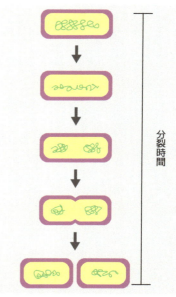

付図5　細菌の2分裂による増殖

2.4　ウイルス

　ウイルスは，基本的には1種類の核酸(DNAあるいはRNAどちらか)がタンパク質の殻(カプシド)で包まれた構造(ヌクレオカプシド)であるが，ヌクレオカプシドが糖タンパク質や脂質からできた膜(エンベロープ)に包まれたものもある(付図6)．その大きさは20～300 nmで，もっとも小さい微生物である．ウイルスは生物としての構造や機能を持たないために生きた細胞に寄生して，その細胞の代謝系を利用して自己複製を行う偏性細胞内寄生体である．したがって，ウイルスは食品中では増殖することや食品を腐敗させることはない．

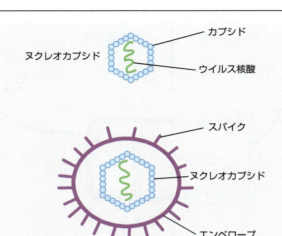

付図 6　基本的なウイルスの構造

付録2 法規

食品衛生法(抜粋)
(昭和22年12月24日 法律第233号)
(改正平成30年6月15日 法律第53号、施行日：令和3(2021)年6月1日の条番号としている)

第一章 総則

第一条 この法律は、食品の安全性の確保のために公衆衛生の見地から必要な規制その他の措置を講ずることにより、飲食に起因する衛生上の危害の発生を防止し、もつて国民の健康の保護を図ることを目的とする。

第二条 [略]

第三条 食品等事業者(食品若しくは添加物を採取し、製造し、輸入し、加工し、調理し、貯蔵し、運搬し、若しくは販売すること若しくは器具若しくは容器包装を製造し、輸入し、若しくは販売することを営む人若しくは法人又は学校、病院その他の施設において継続的に不特定若しくは多数の者に食品を供与する人若しくは法人をいう。以下同じ。)は、その採取し、製造し、輸入し、加工し、調理し、貯蔵し、運搬し、販売し、不特定若しくは多数の者に授与し、又は営業上使用する食品、添加物、器具又は容器包装(以下「販売食品等」という。)について、自らの責任においてそれらの安全性を確保するため、販売食品等の安全性の確保に係る知識及び技術の習得、販売食品等の原材料の安全性の確保、販売食品等の自主検査の実施その他の必要な措置を講ずるよう努めなければならない。[以下略]

第四条 この法律で食品とは、全ての飲食物をいう。ただし、医薬品、医療機器等の品質、有効性及び安全性の確保等に関する法律(昭和三十五年法律第百四十五号)に規定する医薬品、医薬部外品及び再生医療等製品は、これを含まない。

② この法律で添加物とは、食品の製造の過程において又は食品の加工若しくは保存の目的で、食品に添加、混和、浸潤その他の方法によつて使用する物をいう。

③ この法律で天然香料とは、動植物から得られた物又はその混合物で、食品の着香の目的で使用される添加物をいう。

④ この法律で器具とは、飲食器、割ぽう具その他食品又は添加物の採取、製造、加工、調理、貯蔵、運搬、陳列、授受又は摂取の用に供され、かつ、食品又は添加物に直接接触する機械、器具その他の物をいう。ただし、農業及び水産業における食品の採取の用に供される機械、器具その他の物は、これを含まない。

⑤ この法律で容器包装とは、食品又は添加物を入れ、又は包んでいる物で、食品又は添加物を授受する場合そのままで引き渡すものをいう。

⑥ この法律で食品衛生とは、食品、添加物、器具及び容器包装を対象とする飲食に関する衛生をいう。

⑦ この法律で営業とは、業として、食品若しくは添加物を採取し、製造し、輸入し、加工し、調理し、貯蔵し、運搬し、若しくは販売すること又は器具若しくは容器包装を製造し、輸入し、若しくは販売することをいう。ただし、農業及び水産業における食品の採取業は、これを含まない。

⑧ この法律で営業者とは、営業を営む人又は法人をいう。

⑨ この法律で登録検査機関とは、第三十三条第一項の規定により厚生労働大臣の登録を受けた法人をいう。

第二章 食品及び添加物

第五条 販売(不特定又は多数の者に対する販売以外の授与を含む。以下同じ。)の用に供する食品又は添加物の採取、製造、加工、使用、調理、貯蔵、運搬、陳列及び授受は、清潔で衛生的に行われなければならない。

第六条 次に掲げる食品又は添加物は、これを販売し(不特定又は多数の者に授与する販売以外の場合を含む。以下同じ。)、又は販売の用に供するために、採取し、製造し、輸入し、加工し、使用し、調理し、貯蔵し、若しくは陳列してはならない。

一 腐敗し、若しくは変敗したもの又は未熟であるもの。ただし、一般に人の健康を損なうおそれがなく飲食に適すると認められているものは、この限りでない。

二 有毒な、若しくは有害な物質が含まれ、若しくは付着し、又はこれらの疑いがあるもの。ただし、人の健康を損なうおそれがない場合として厚生労働大臣が定める場合においては、この限りでない。

三 病原微生物により汚染され、又はその疑いがあり、人の健康を損なうおそれがあるもの。

四 不潔、異物の混入又は添加その他の事由により、人の健康を損なうおそれがあるもの。

第七条 厚生労働大臣は、一般に飲食に供されることがなかつた物であつて人の健康を損なうおそれがない旨の確証がないもの又はこれを含む物が新たに食品として販売され、又は販売されることとなつた場合において、食品衛生上の危害の発生を防止するため必要があると認めるときは、薬事・食品衛生審議会の意見を聴いて、それらの物を食品として販売することを禁止することができる。[以下略]

第八条、第九条 [略]

第十条 第一号若しくは第三号に掲げる疾病にかかり、若しくはその疑いがあり、第一号若しくは第三号に掲げる異常があり、

又はへい死した獣畜（と畜場法（昭和二十八年法律第百十四号）第三条第一項に規定する獣畜及び厚生労働省令で定めるその他の物をいう。以下同じ。）の肉、骨、乳、臓器及び血液又は第二号若しくは第三号に掲げる疾病にかかり、若しくはその疑いがあり、第二号若しくは第三号に掲げる異常があり、又はへい死した家きん（食鳥処理の事業の規制及び食鳥検査に関する法律（平成二年法律第七十号）第二条第一号に規定する食鳥及び厚生労働省令で定めるその他の物をいう。以下同じ。）の肉、骨及び臓器は、厚生労働省令で定める場合を除き、これを食品として販売し、又は食品として販売の用に供するために、採取し、加工し、使用し、調理し、貯蔵し、若しくは陳列してはならない。ただし、へい死した獣畜又は家きんの肉、骨及び臓器であつて、当該職員が、人の健康を損なうおそれがなく飲食に適すると認めたものは、この限りでない。［以下略］

第十一条　［略］

第十二条　人の健康を損なうおそれのない場合として厚生労働大臣が薬事・食品衛生審議会の意見を聴いて定める場合を除いては、添加物（天然香料及び一般に食品として飲食に供されている物であつて添加物として使用されるものを除く。）並びにこれを含む製剤及び食品は、これを販売し、又は販売の用に供するために、製造し、輸入し、加工し、使用し、貯蔵し、若しくは陳列してはならない。

第十三条　厚生労働大臣は、公衆衛生の見地から、薬事・食品衛生審議会の意見を聴いて、販売の用に供する食品若しくは添加物の製造、加工、使用、調理若しくは保存の方法につき基準を定め、又は販売の用に供する食品若しくは添加物の成分につき規格を定めることができる。
　②前項の規定により基準又は規格が定められたときは、その基準に合わない方法により食品若しくは添加物を製造し、加工し、使用し、調理し、若しくは保存し、その基準に合わない方法による食品若しくは添加物を販売し、若しくは輸入し、又はその規格に合わない食品若しくは添加物を製造し、輸入し、加工し、使用し、調理し、保存し、若しくは販売してはならない。［以下略］

第十四条　厚生労働大臣は、前条第一項の食品の成分に係る規格として、食品に残留する農薬、飼料の安全性の確保及び品質の改善に関する法律第二条第三項に規定する飼料添加物又は医薬品、医療機器等の品質、有効性及び安全性の確保等に関する法律第二条第一項に規定する医薬品であつて専ら動物のために使用されることが目的とされているもの（以下この条において「農薬等」という。）の成分である物質（その物質が化学的に変化して生成した物質を含む。）の量の限度を定めるとき、同法第二条第九項に規定する再生医療等製品であつて専ら動物のために使用されることが目的とされているもの（以下この条において「動物用再生医療等製品」という。）が使用された対象動物（同法第八十三条第一項の規定により読み替えられた同法第十四条第二項第三号ロに規定する対象動物をいう。）の肉、乳その他の生産物について食用に供することができる範囲を定めるときその他必要があると認めるときは、農林水産大臣に対し、農薬等の成分又は動物用再生医療等製品の構成細胞、導入遺伝子その他厚生労働省令で定めるものに関する資料の提供その他必要な協力を求めることができる。

第三章　器具及び容器包装

第十五条　営業上使用する器具及び容器包装は、清潔で衛生的でなければならない。

第十六条　有毒な、若しくは有害な物質が含まれ、若しくは付着して人の健康を損なうおそれがある器具若しくは容器包装又は食品若しくは添加物に接触してこれらに有害な影響を与えることにより人の健康を損なうおそれがある器具若しくは容器包装は、これを販売し、販売の用に供するために製造し、若しくは輸入し、又は営業上使用してはならない。

第十七条　厚生労働大臣は、特定の国若しくは地域において製造され、又は特定の者により製造される特定の器具又は容器包装について、第二十六条第一項から第三項まで又は第二十八条第一項の規定による検査の結果次に掲げる器具又は容器包装に該当するものが相当数発見されたこと、製造地における食品衛生上の管理の状況その他の厚生労働省令で定める事由からみて次に掲げる器具又は容器包装に該当するものが相当程度含まれるおそれがあると認められる場合において、人の健康を損なうおそれの程度その他の厚生労働省令で定める事項を勘案して、当該特定の器具又は容器包装に起因する食品衛生上の危害の発生を防止するため特に必要があると認めるときは、薬事・食品衛生審議会の意見を聴いて、当該特定の器具又は容器包装を販売し、販売の用に供するために製造し、若しくは輸入し、又は営業上使用することを禁止することができる。［以下略］

第十八条　厚生労働大臣は、公衆衛生の見地から、販売の用に供し、若しくは営業上使用する器具若しくは容器包装若しくはこれらの原材料につき規格を定め、又はこれらの製造方法につき基準を定めることができる。［以下略］

第四章　表示及び広告

第十九条　内閣総理大臣は、一般消費者に対する器具又は容器包装に関する公衆衛生上必要な情報の正確な伝達の見地から、消費者委員会の意見を聴いて、前条第一項の規定により規格又は基準が定められた器具又は容器包装に関する表示につき、必要な基準を定めることができる。
　②前項の規定により表示につき基準が定められた器具又は容器包装は、その基準に合う表示がなければ、これを販売し、販売の用に供するために陳列し、又は営業上使用してはならない。
　③販売の用に供する食品及び添加物に関する表示の基準については、食品表示法（平成二十五年法律第七十号）で定めるところによる。

第二十条　食品、添加物、器具又は容器包装に関しては、公衆衛生に危害を及ぼすおそれがある虚偽の又は誇大な表示又は広告をしてはならない。

第五章　食品添加物公定書
第二十一条　厚生労働大臣及び内閣総理大臣は、食品添加物公定書を作成し、第十三条第一項の規定により基準又は規格が定められた添加物及び食品表示法第四条第一項の規定により基準が定められた添加物につき当該基準及び規格を収載するものとする。

第六章　監視指導
第二十一条の二，第二十一条の三　［略］

第二十二条　厚生労働大臣及び内閣総理大臣は、国及び都道府県等が行う監視指導の実施に関する指針（以下「指針」という。）を定めるものとする。［以下略］

第二十三条・第二十四条　［略］

第七章　検査
第二十五条　第十三条第一項の規定により規格が定められた食品若しくは添加物又は第十八条第一項の規定により規格が定められた器具若しくは容器包装であつて政令で定めるものは、政令で定める区分に従い厚生労働大臣若しくは都道府県知事又は登録検査機関の行う検査を受け、これに合格したものとして厚生労働省令で定める表示が付されたものでなければ、販売し、販売の用に供するために陳列し、又は営業上使用してはならない。［以下略］

第二十六条　都道府県知事は、次の各号に掲げる食品、添加物、器具又は容器包装を発見した場合において、これらを製造し、又は加工した者の検査の能力等からみて、その者が製造し、又は加工する食品、添加物、器具又は容器包装がその後引き続き当該各号に掲げる食品、添加物、器具又は容器包装に該当するおそれがあり、食品衛生上の危害の発生を防止するため必要があると認めるときは、政令で定める要件及び手続に従い、その者に対し、当該食品、添加物、器具又は容器包装について、当該都道府県知事又は登録検査機関の行う検査を受けるべきことを命ずることができる。［以下略］

第二十七条　販売の用に供し、又は営業上使用する食品、添加物、器具又は容器包装を輸入しようとする者は、厚生労働省令で定めるところにより、その都度厚生労働大臣に届け出なければならない。

第二十八条　厚生労働大臣、内閣総理大臣又は都道府県知事等は、必要があると認めるときは、営業者その他の関係者から必要な報告を求め、当該職員に営業の場所、事務所、倉庫その他の場所に臨検し、販売の用に供し、若しくは営業上使用する食品、添加物、器具若しくは容器包装、営業の施設、帳簿書類その他の物件を検査させ、又は試験の用に供するのに必要な限度において、販売の用に供し、若しくは営業上使用する食品、添加物、器具若しくは容器包装を無償で収去させることができる。［以下略］

第二十九条　国及び都道府県は、第二十五条第一項又は第二十六条第一項から第三項までの検査（以下「製品検査」という。）及び前条第一項の規定により収去した食品、添加物、器具又は容器包装の試験に関する事務を行わせるために、必要な検査施設を設けなければならない。［以下略］

第三十条　第二十八条第一項に規定する当該職員の職権及び食品衛生に関する指導の職務を行わせるために、厚生労働大臣、内閣総理大臣又は都道府県知事等は、その職員のうちから食品衛生監視員を命ずるものとする。

②都道府県知事等は、都道府県等食品衛生監視指導計画の定めるところにより、その命じた食品衛生監視員に監視指導を行わせなければならない。

③内閣総理大臣は、指針に従い、その命じた食品衛生監視員に食品、添加物、器具及び容器包装の表示又は広告に係る監視指導を行わせるものとする。

④厚生労働大臣は、輸入食品監視指導計画の定めるところにより、その命じた食品衛生監視員に食品、添加物、器具及び容器包装の輸入に係る監視指導を行わせるものとする。

⑤前各項に定めるもののほか、食品衛生監視員の資格その他食品衛生監視員に関し必要な事項は、政令で定める。

第八章　登録検査機関　　第三十一条～第四十七条　［略］

第九章　営業
第四十八条　乳製品、第十二条の規定により厚生労働大臣が定めた添加物その他製造又は加工の過程において特に衛生上の考慮を必要とする食品又は添加物であつて政令で定めるものの製造又は加工を行う営業者は、その製造又は加工を衛生的に管理させるため、その施設ごとに、専任の食品衛生管理者を置かなければならない。ただし、営業者が自ら食品衛生管理者となつて管理する施設については、この限りでない。

②営業者が、前項の規定により食品衛生管理者を置かなければならない製造業又は加工業を二以上の施設で行う場合において、その施設が隣接しているときは、食品衛生管理者は、同項の規定にかかわらず、その二以上の施設を通じて一人で足りる。

③食品衛生管理者は、当該施設においてその管理に係る食品又は添加物に関してこの法律又はこの法律に基づく命令若しくは処分に係る違反が行われないように、その食品又は添加物の製造又は加工に従事する者を監督しなければならない。

④食品衛生管理者は、前項に定めるもののほか、当該施設においてその管理に係る食品又は添加物に関してこの法律又はこの法律に基づく命令若しくは処分に係る違反の防止及び食品衛生上の危害の発生の防止のため、当該施設にお

ける衛生管理の方法その他の食品衛生に関する事項につき、必要な注意をするとともに、営業者に対し必要な意見を述べなければならない。
⑤営業者は、その施設に食品衛生管理者を置いたときは、前項の規定による食品衛生管理者の意見を尊重しなければならない。
⑥次の各号のいずれかに該当する者でなければ、食品衛生管理者となることができない。
　一　医師、歯科医師、薬剤師又は獣医師
　二　学校教育法（昭和二十二年法律第二十六号）に基づく大学、旧大学令（大正七年勅令第三百八十八号）に基づく大学又は旧専門学校令（明治三十六年勅令第六十一号）に基づく専門学校において医学、歯学、薬学、獣医学、畜産学、水産学又は農芸化学の課程を修めて卒業した者
　三　都道府県知事の登録を受けた食品衛生管理者の養成施設において所定の課程を修了した者
　四　学校教育法に基づく高等学校若しくは中等教育学校若しくは旧中等学校令（昭和十八年勅令第三十六号）に基づく中等学校を卒業した者又は厚生労働省令で定めるところによりこれらの者と同等以上の学力があると認められる者で、第一項の規定により食品衛生管理者を置かなければならない製造業又は加工業において食品又は添加物の製造又は加工の衛生管理の業務に三年以上従事し、かつ、都道府県知事の登録を受けた講習会の課程を修了した者
⑦前項第四号に該当することにより食品衛生管理者たる資格を有する者は、衛生管理の業務に三年以上従事した製造業又は加工業と同種の製造業又は加工業の施設においてのみ、食品衛生管理者となることができる。
⑧第一項に規定する営業者は、食品衛生管理者を置き、又は自ら食品衛生管理者となつたときは、十五日以内に、その施設の所在地の都道府県知事に、その食品衛生管理者の氏名又は自ら食品衛生管理者となつた旨その他厚生労働省令で定める事項を届け出なければならない。食品衛生管理者を変更したときも、同様とする。

第四十九条　［略］
第五十条　厚生労働大臣は、食品又は添加物の製造又は加工の過程において有毒な又は有害な物質が当該食品又は添加物に混入することを防止するための措置に関し必要な基準を定めることができる。［以下略］
第五十一条〜第五十三条　［略］
第五十四条　都道府県は、公衆衛生に与える影響が著しい営業（食鳥処理の事業を除く。）であつて、政令で定めるものの施設につき、厚生労働省令で定める基準を参酌して、条例で、公衆衛生の見地から必要な基準を定めなければならない。
第五十五条　前条に規定する営業を営もうとする者は、厚生労働省令で定めるところにより、都道府県知事の許可を受けなければならない。［以下略］
第五十六条〜第六十条　［略］
第六十一条　都道府県知事は、営業者がその営業の施設につき第五十四条の規定による基準に違反した場合においては、その施設の整備改善を命じ、又は第五十五条第一項の許可を取り消し、若しくはその営業の全部若しくは一部を禁止し、若しくは期間を定めて停止することができる。

第十章　雑則

第六十二条　［略］
第六十三条　食中毒患者等を診断し、又はその死体を検案した医師は、直ちに最寄りの保健所長にその旨を届け出なければならない。
②保健所長は、前項の届出を受けたときその他食中毒患者等が発生していると認めるときは、速やかに都道府県知事等に報告するとともに、政令で定めるところにより、調査しなければならない。
③都道府県知事等は、前項の規定により保健所長より報告を受けた場合であつて、食中毒患者等が厚生労働省令で定める数以上発生し、又は発生するおそれがあると認めるときその他厚生労働省令で定めるときは、直ちに、厚生労働大臣に報告しなければならない。［以下略］
第六十四条　［略］
第六十五条　厚生労働大臣は、食中毒患者等が厚生労働省令で定める数以上発生し、若しくは発生するおそれがある場合又は食中毒患者等が広域にわたり発生し、若しくは発生するおそれがある場合であつて、食品衛生上の危害の発生を防止するため緊急を要するときは、都道府県知事等に対し、期限を定めて、食中毒の原因を調査し、調査の結果を報告するように求めることができる。
第六十六条　［略］
第六十七条　都道府県等は、食中毒の発生を防止するとともに、地域における食品衛生の向上を図るため、食品等事業者に対し、必要な助言、指導その他の援助を行うように努めるものとする。
②都道府県等は、食品等事業者の食品衛生の向上に関する自主的な活動を促進するため、社会的信望があり、かつ、食品衛生の向上に熱意と見識を有する者のうちから、食品衛生推進員を委嘱することができる。
③食品衛生推進員は、飲食店営業の施設の衛生管理の方法その他の食品衛生に関する事項につき、都道府県等の施策に協力して、食品等事業者からの相談に応じ、及びこれらの者に対する助言その他の活動を行う。
第六十八条　第六条、第九条、第十二条、第十三条第一項及び第二項、第十六条から第二十条まで（第十八条第三項を除く。）、

第二十五条から第六十一条まで（第五十一条、第五十二条第一項第二号及び第二項並びに第五十三条を除く。）並びに第六十三条から第六十五条までの規定は、乳幼児が接触することによりその健康を損なうおそれがあるものとして厚生労働大臣の指定するおもちゃについて、これを準用する。この場合において、第十二条中「添加物（天然香料及び一般に食品として飲食に供されている物であつて添加物として使用されるものを除く。）」とあるのは、「おもちゃの添加物として用いることを目的とする化学的合成品（化学的手段により元素又は化合物に分解反応以外の化学的反応を起こさせて得られた物質をいう。）」と読み替えるものとする。

②第六条並びに第十三条第一項及び第二項の規定は、洗浄剤であつて野菜若しくは果実又は飲食器の洗浄の用に供されるものについて準用する。

③第十五条から第十八条まで、第二十五条第一項、第二十八条から第三十条まで、第五十一条、第五十四条、第五十七条及び第五十九条から第六十一条までの規定は、営業以外の場合で学校、病院その他の施設において継続的に不特定又は多数の者に食品を供与する場合に、これを準用する。

第六十九条　～第八十条　［略］

第十一章　罰則　　第八十一条～第八十九条　［略］

食品衛生法施行令（抜粋）

（昭和28年8月31日 政令第229号）
（改正平成27年3月31日 政令第128号）

（食品衛生監視員の資格）

第九条　食品衛生監視員は、次の各号のいずれかに該当する者でなければならない。
一　都道府県知事の登録を受けた食品衛生監視員の養成施設において、所定の課程を修了した者
二　医師、歯科医師、薬剤師又は獣医師
三　学校教育法（昭和二十二年法律第二十六号）に基づく大学若しくは高等専門学校、旧大学令（大正七年勅令第三百八十八号）に基づく大学又は旧専門学校令（明治三十六年勅令第六十一号）に基づく専門学校において医学、歯学、薬学、獣医学、畜産学、水産学又は農芸化学の課程を修めて卒業した者
四　栄養士で二年以上食品衛生行政に関する事務に従事した経験を有するもの　［以下略］

（中毒原因の調査）

第三十六条　法第五十八条第二項（法第六十二条第一項　において準用する場合を含む。次条第一項において同じ。）の規定により保健所長が行うべき調査は、次のとおりとする。
一　中毒の原因となつた食品、添加物、器具、容器包装又はおもちゃ（以下この条及び次条第二項において「食品等」という。）及び病因物質を追及するために必要な疫学的調査
二　中毒した患者若しくはその疑いのある者若しくはその死体の血液、ふん便、尿若しくは吐物その他の物又は中毒の原因と思われる食品等についての微生物学的若しくは理化学的試験又は動物を用いる試験による調査

（中毒に関する報告）

第三十七条　保健所長は、法第五十八条第二項　の規定による調査（以下この条において「食中毒調査」という。）について、前条各号に掲げる調査の実施状況を逐次都道府県知事、保健所を設置する市の市長又は特別区の区長（以下この条において「都道府県知事等」という。）に報告しなければならない。

2　都道府県知事等は、法第五十八条第三項（法第六十二条第一項　において準用する場合を含む。）の規定による報告を行つたときは、前項の規定により報告を受けた事項のうち、中毒した患者の数、中毒の原因となつた食品等その他の厚生労働省令で定める事項を逐次厚生労働大臣に報告しなければならない。

3　保健所長は、食中毒調査が終了した後、速やかに、厚生労働省令で定めるところにより報告書を作成し、都道府県知事等にこれを提出しなければならない。

4　都道府県知事等は、前項の報告書を受理したときは、厚生労働省令で定めるところにより報告書を作成し、厚生労働大臣にこれを提出しなければならない。

食品安全基本法（抜粋）

（平成15年5月23日 法律第48号）
（改正平成27年9月18日 法律第70号）

第一章　総則

（目的）

第一条　この法律は、科学技術の発展、国際化の進展その他の国民の食生活を取り巻く環境の変化に適確に対応することの緊要性にかんがみ、食品の安全性の確保に関し、基本理念を定め、並びに国、地方公共団体及び食品関連事業者の責務並びに消費者の役割を明らかにするとともに、施策の策定に係る基本的な方針を定めることにより、食品の安全性の確保に関する施策を総合的に推進することを目的とする。

(定義)
第二条　この法律において「食品」とは、全ての飲食物(医薬品、医療機器等の品質、有効性及び安全性の確保等に関する法律(昭和三十五年法律第百四十五号)に規定する医薬品、医薬部外品及び再生医療等製品を除く。)をいう。
(食品の安全性の確保のための措置を講ずるに当たっての基本的認識)
第三条　食品の安全性の確保は、このために必要な措置が国民の健康の保護が最も重要であるという基本的認識の下に講じられることにより、行われなければならない。
(食品供給行程の各段階における適切な措置)
第四条　農林水産物の生産から食品の販売に至る一連の国の内外における食品供給の行程(以下「食品供給行程」という。)におけるあらゆる要素が食品の安全性に影響を及ぼすおそれがあることにかんがみ、食品の安全性の確保は、このために必要な措置が食品供給行程の各段階において適切に講じられることにより、行われなければならない。
(国民の健康への悪影響の未然防止)
第五条　食品の安全性の確保は、このために必要な措置が食品の安全性の確保に関する国際的動向及び国民の意見に十分配慮しつつ科学的知見に基づいて講じられることによって、食品を摂取することによる国民の健康への悪影響が未然に防止されるようにすることを旨として、行われなければならない。
(国の責務)
第六条　国は、前三条に定める食品の安全性の確保についての基本理念(以下「基本理念」という。)にのっとり、食品の安全性の確保に関する施策を総合的に策定し、及び実施する責務を有する。
(地方公共団体の責務)
第七条　地方公共団体は、基本理念にのっとり、食品の安全性の確保に関し、国との適切な役割分担を踏まえて、その地方公共団体の区域の自然的経済的社会的諸条件に応じた施策を策定し、及び実施する責務を有する。
(食品関連事業者の責務)
第八条　肥料、農薬、飼料、飼料添加物、動物用の医薬品その他食品の安全性に影響を及ぼすおそれがある農林漁業の生産資材、食品(その原料又は材料として使用される農林水産物を含む。)若しくは添加物(食品衛生法(昭和二十二年法律第二百三十三号)第四条第二項に規定する添加物をいう。)又は器具(同条第四項に規定する器具をいう。)若しくは容器包装(同条第五項に規定する容器包装をいう。)の生産、輸入又は販売その他の事業活動を行う事業者(以下「食品関連事業者」という。)は、基本理念にのっとり、その事業活動を行うに当たって、自らが食品の安全性の確保について第一義的責任を有していることを認識して、食品の安全性を確保するために必要な措置を食品供給行程の各段階において適切に講ずる責務を有する。[以下略]
(消費者の役割)
第九条　消費者は、食品の安全性の確保に関する知識と理解を深めるとともに、食品の安全性の確保に関する施策について意見を表明するように努めることによって、食品の安全性の確保に積極的な役割を果たすものとする。
(法制上の措置等)
第十条　政府は、食品の安全性の確保に関する施策を実施するため必要な法制上又は財政上の措置その他の措置を講じなければならない。

第二章　施策の策定に係る基本的な方針
(食品健康影響評価の実施)
第十一条　食品の安全性の確保に関する施策の策定に当たっては、人の健康に悪影響を及ぼすおそれがある生物学的、化学的若しくは物理的な要因又は状態であって、食品に含まれ、又は食品が置かれるおそれがあるものが当該食品が摂取されることにより人の健康に及ぼす影響についての評価(以下「食品健康影響評価」という。)が施策ごとに行われなければならない。ただし、次に掲げる場合は、この限りでない。
　一　当該施策の内容からみて食品健康影響評価を行うことが明らかに必要でないとき。
　二　人の健康に及ぼす悪影響の内容及び程度が明らかであるとき。
　三　人の健康に悪影響が及ぶことを防止し、又は抑制するため緊急を要する場合で、あらかじめ食品健康影響評価を行ういとまがないとき。[以下略]
第十二条～第二十一条　[略]

第三章　食品安全委員会
第二十二条～第三十八条　[略]

附則抄　[略]

参考書とホームページ URL

詳しく調べたい人への推薦図書
- 食中毒予防必携第3版，日本食品衛生協会，2013
- 戸田新細菌学(改訂34版)　吉田眞一ら編，南山堂，2013
- 食品安全性辞典第2版　小野宏ら監修，共立出版，2010
- 食品衛生事典　井上哲男ら編，廣川書店，2000
- 食品衛生化学物質事典　細貝祐太郎ら編，中央法規出版，2000
- 食品安全の事典　日本食品衛生学会，朝倉書店，2009

専門的知識を必要とする人への推薦図書
- 医動物学(第6版)　吉田幸雄ら著，南山堂，2013
- 第9版食品添加物公定書解説書　川西徹ら監修，廣川書店，2019
- 5訂大量調理施設衛生管理のポイント　中央法規出版，2016
- 食品衛生検査指針(残留農薬編2003)，(食品添加物編2003)，(理化学編2015)　厚生労働省監修，日本食品衛生協会
- Food Microbiology, Fundamentals and Frontiers, 4th Edition (M.D. Doyle et al. ed.), ASM Press, 2013

食品衛生関連法規，食中毒，食品汚染，食品の安全性などについての最新の情報を調べたい人へのインターネットホームページ
- 厚生労働省ホームページURL　http://www.mhlw.go.jp/
- 農林水産省ホームページURL　http://www.maff.go.jp/
- 消費者庁ホームページURL　http://www.caa.go.jp/
- 国立医薬品食品衛生研究所ホームページURL　http://www.nihs.go.jp/
- 国立感染症研究所ホームページURL　http://www.nih.go.jp/
- 日本食品衛生協会ホームページURL　http://www.n-shokuei.jp/
- WHO (世界保健機関) ホームページURL　http://www.who.int/en/
- CDC (米国疾病管理センター) ホームページURL　http://www.cdc.gov/
- FDA (米国食品医薬品局) ホームページURL　http://www.fda.gov/

問題の解答：問題2-1 (3)，問題2-2 (5)，問題3-1 (2)，問題4-1 (4)，問題4-2 (1)，問題4-3 (3)，問題4-4 (2)，問題4-5 (3)，問題4-6 (5)，問題4-7 (3)，問題4-8 (5)，問題4-9 (5)，問題4-10 (1)，問題4-11 (1)，問題4-12 (5)，問題4-13 (2)，問題4-14 (5)，問題4-15 (1)，問題5-1 (3)，問題5-2 (3)，問題6-1 (4)，問題6-2 (2)，問題6-3 (2)，問題6-4 (2)，問題7-1 (5)，問題7-2 (4)，問題8-1 (3)，問題8-2 (5)，問題9-1 (1)，問題9-2 (3)

食べ物と健康，食品と衛生　食品衛生学 第4版 索引

50%致死量(50% lethal dose：LD$_{50}$) 101, 116
A型肝炎(hepatitis A) 61
A型肝炎ウイルス(hepatitis A virus：HAV) 61
A群溶血性レンサ球菌
　　(group A hemolytic streptococci) 39
A/E付着(attachinng and effacing：A/E) 38
ADI(acceptable daily intake：一日摂取許容量) 95, 117
attaching and effacing(A/E) 38
Aw(water activity) 9
BHA(butylhydroxyanisole) 127
BHC(benzene hexachloride) 93
BHT(dibutylhydroxytoluene) 127
BSE(bovine spongiform encephalopathy：
　　牛海綿状脳症) 63
CMCカルシウム(carboxymethyl-cellulose calcium：
　　カルボキシメチルセルロースカルシウム) 124
CMCナトリウム(carboxymethyl-cellulose sodium
　　salt：カルボキシメチルセルロースナトリウム) 124
DDT(dichlorodiphenyltrichloroethane) 93
E型肝炎(hepatitis E) 62
E型肝炎ウイルス(hepatitis E virus：HEV) 61
EAggEC(enteroaggregative *Escherichia coli*：腸管凝集性大
　　腸菌) 49
ECテスト(EC test) 6
EDTA(ethylenediaminetetraacetic acid：エチレンジア
　　ミン四酢酸(エデト酸)) 126
EHEC(enterohemorrhagic *Escherichia coli*：腸管出血性大
　　腸菌) 49
EIEC(enteroinvasive *Escherichia coli*：腸管侵入性大腸菌) 37
EPEC(enteropathogenic *Escherichia coli*：腸管病原性大腸
　　菌) 37
ETEC(enterotoxigenic *Escherichia coli*：毒素原性大腸菌) 49
FAO(Food and Agriculture Organization：国連食糧農
　　業機関) 85
FAO/WHO合同食品添加物専門家委員会(FAO/WHO
　　Joint Expert Committee on Food Additives：
　　JECFA) 106, 115
HACCP(Hazard Analysis Critical Control Point) 85
HUS(hemolytic uremic syndrome) 50
IMViC試験(IMViC test) 6
JECFA(FAO/WHO Joint Expert Committee on Food
　　Additives：FAO/WHO合同食品添加物専門家委員
　　会) 106, 115
K値(K value：鮮度恒数) 8
LD$_{50}$ → 50%致死量

LTLT殺菌法(low temperature long time pasteuriza-
　　tion) 12
O139ベンガル型コレラ菌(*Vibrio cholerae* O139 Bengal) 52
O157(*Escherichia coli* O157：H7) 49
PCB(polychlorinated biphenyl) 103
PCDD(polychlorinated dibenzo-*p*-dioxin) 101
PCDF(polychlorinated dibenzofuran) 101
PCR(polymerase chain reaction：ポリメラーゼ連鎖反応)
　　29
PhIP(2-amino-1-methyl-6-phenylimidazo[4,5-b]
　　pyridine) 20
T-2トキシン(T-2 toxin) 91
TBT(tributyltin compound) 108
TCDD(2,3,7,8-tetrachlorodibenzo-*p*-dioxin) 101
TDI(tolerable daily intake：耐容一日摂取量) 102
TEQ(toxic equivalents, toxicity equivalency quantity：
　　毒性等価換算濃度) 102
TPT(triphenyltin compound) 108
TTX(tetrodotoxin) 75
vCJD(variant Creutzefeldt-Jakob disease：変異型クロ
　　イツフェルト・ヤコブ病) 63
WHO(World Health Organization：世界保健機関) 2, 108
WTO(World Trade Organization：世界貿易機構) 115, 148

ア

亜塩素酸ナトリウム(sodium chlorite) 130
青ウメ(immature Japanese apricot) 79
赤カビ中毒(fusarium toxicosis) 91
アクリルアミド(acrylamide) 20
アコニチン(aconitine) 79
亜硝酸塩(nitrite) 18
亜硝酸ナトリウム(sodium nitrite) 129
アストロウイルス(*Astrovirus*) 60
アスパルテーム(asparteme) 123
アスペルギルス属(*Aspergillus*) 89
アスペルギルス・パラサイティクス(*Aspergillus parasiticus*) 89
アスペルギルス・フラブス(*Aspergillus flavus*) 89
アセスルファムカリウム(acesulfame potassium,
　　acesulfame K) 122
アセチルコリン(acetylcholine) 41
アゾキシストロビン(azoxystrobin) 95
アニサキス症(anisakiasis) 68
アニサキス・シンプレックス(*Anisakis simplex*) 68
アニサキス・フィゼテリス(*Anisakis physeteris*) 68
亜ヒ酸(arsenious acid) 105

アブラソコムツ(escolar)	78	衛生証明書(health certificate)	146
アフラトキシン(aflatoxin)	89	栄養型(vegetative form)	40
アブラボウズ(skilfish)	78	栄養強化剤(nutrient for enrichment)	121
アマトキシン類(amatoxins)	79	エチレンジアミン四酢酸二ナトリウム(ethylenediamine-tetraacetic acid disodium salt：EDTA・2 Na)	126
アミグダリン(amygdalin)	79	エチレンプロピレンゴム(ethylene propylene rubber)	139
アミン(amine)	8	エポキシ樹脂(epoxy vesin)	141
アメーバ赤痢(amebic dysentery)	63	エリソルビン酸(erythorbic acid)	126
アルカロイド(alkaroid)	79	エルゴタミン(ergotamine)	90, 92
アルギン酸ナトリウム(sodium alginate)	124	エルゴトキシン(ergotoxin)	90, 92
アルギン酸プロピレングリコールエステル(propylene glycol alginate)	125	エルシニア・エンテロコリチカ(*Yersinia enterocolitica*)	39
アレルギー様食中毒(allergy-like foodborne disease)	8, 23, 56	エロモナス・ソブリア(*Aeromonas veronii* biovar sobria)	39
アレルゲン(allergen)	149	エロモナス・ヒドロフィラ(*Aeromonas hydrophila*)	39
安全性評価(risk assessment)	115, 149	塩蔵(salting)	9
安息香酸(benzoic acid)	131	塩蔵法(salting)	11
安息香酸ナトリウム(sodium benzoate)	131	エンテリティディス(*Enteritidis*)	33
安定剤(stabilizer)	124	エンテロトキシン(enterotoxin)	42
医師(doctor)	25	黄色ブドウ球菌(*Staphylococcus aureus*)	42
イシナギ(seabass)	77	黄変米(yellowed rice)	91
異常プリオン(abnormal prion：aPrP)	62	オカダ酸(okadaic acid)	78
いずし(izushi)	42	オクラトキシン(ochratoxin)	90
イタイイタイ病(Itai-itai disease)	105	オーシスト(oocyst)	64
一日摂取許容量(acceptable daily intake：ADI)	95, 117	汚染指標細菌(indicator organism of fecal pollution)	5
一般飲食物添加物(ordinary foods used as food additives)	113	オルトフェニルフェノール(o-phenylphenol：OPP)	95, 133
一般細菌数(standard plate count)	5	オルトフェニルフェノールナトリウム(o-phenylphenol sodium salt：OPP-Na)	133

カ

遺伝子型(ノロウイルスの)(genotype)	59	カイ二乗(χ^2)検定(Chi-square test)	83
遺伝子組換え食品(genetically modified food)	148	回虫(roundworm)	74
遺伝子組換え生物等の使用等の規制による生物の多様性の確保に関する法律(Act on the Conservation and Sustainable Use of Biological Diversity through Regulations on the Use of Living Modified Organisms)	149	回虫症(ascariasis)	74
		界面活性剤(surfactant)	142
		化学物質による食中毒(foodborne diseases by chemicals)	23, 81
		化学物質の審査及び製造等の規制に関する法律(化審法)(Act on the Evaluation of Chemical Substances and Regulation of Their Manufacture, etc.)	103
遺伝子組換え農作物(geneticallu modified farm produce)	149	カキシメジ(*Tricholoma ustale*)	79
遺伝子群(ノロウイルスの)(genogroup)	59	過酸化水素(hydrogen peroxide)	125
易熱性エンテロトキシン(heat-labile enterotoxin：LT)	49	過酸化物価(peroxide value：POV)	15
イノシン酸(inosinic acid)	134	過酸化ラジカル(peroxide radical)	15
異物混入(contamination)	110	カゼインナトリウム(casein sodium)	125
イマザリル(imazalil：IMZ)	95, 133	顎口虫症(gnathostomiasis)	70
ウイルス(virus)	4, 165	カドミウム(cadmium)	81, 105
ウイルス性食中毒(viral foodborne diseases)	23, 58	加熱法(heating method)	12
ウェステルマン肺吸虫(*Paragonimus westermani*)	72	カビ毒(mycotoxin)	89
ウエルシュ菌(*Clostridium perfringens*)	46	芽胞(spore)	40, 45
牛海綿状脳症(bovine spongiform encephalopathy：BSE)	63	カルタヘナ法(Act on the Conservation and Sustainable Use of Biological Diversity through Regulations on the Use of Living Modified Organisms)	149
渦鞭毛藻類(dinoflagellates)	78		
衛生研究所(institute of public health：public health institute)	160		
衛生指標細菌(sanitary indicator microorganism)	5		

カルバメート剤(carbamate pesticide)	94	クリプトスポリジウム・パルバム(*Cryptosporidium parvum*)	64
カルバリル(carbaryl)	94	グルタミン酸(glutamic acid)	20, 134
カルボキシメチルセルロースカルシウム(carboxymethyl-cellulose calcium：CMC カルシウム)	124	グレイ(gray：Gy)	99
カルボキシメチルセルロースナトリウム(carboxymethyl-cellulose sodium salt：CMC ナトリウム)	124	クロイツフェルト・ヤコブ病(Creutzfeldt-Jakob disease：CJD)	62
カルボニル価(carbonyl value：COV)	16	クロストリジウム・ボツリヌム→ボツリヌス菌	40
カロテノイド系着色料(carotenoid coloring agents)	129	クロロフィル(chlorophyll)	17
環境ホルモン(environmental hormons)	108	クロロホルム(chloroform)	96
監視安全課(厚生労働省食品安全部の)(Inspection and Safety Division)	158	くん(燻)煙(fumigation)	12
患者数(number of patients)	29	経口感染症(disease caused by oral infection)	5
感染型食中毒(foodborne diseases caused by bacterial infection)	32	結核(tuberculosis)	55
		血清型(サルモネラの)(serovar, serotype)	34
		血清型(大腸菌の)(serovar, serotype)	38
感染症の予防及び感染症の患者に対する医療に関する法律(感染症法)(Act on Prevention of Infectious Diseases and Medical Care for Patients Suffering Infectious Diseases)	24	結着剤(binding agent)	135
		下痢原性大腸菌(diarrheagenic *Escherichia coli*)	37
		下痢性貝中毒(diarrhetic shellfish poison)	78
		ゲル化剤(gelatinizer)	125
カンゾウ抽出物(*Glycyrrhiza glabra* extract)	124	原因施設別食中毒発生状況(incidence of foodborne diseases at various facilities)	27
乾燥法(drying method)	11		
カンピロバクター(*Campylobacter*)	36	原因食品別食中毒発生状況(incidence of foodborne diseases associated with various foods)	27
カンピロバクター・ジェジュニ/コリ(*Campylobacter jejuni/coli*)	35		
		検疫所(quarantine station)	147
甘味度(degree of sweetness, sweetness)	122	嫌気性菌(anaerobes)	10
甘味料(sweetener)	122	原虫(protozoon)	4, 163
危害要因分析重要管理点→HACCP		原虫による食中毒(foodborne diseases caused by protozoon)	23, 63
企画情報課(厚生労働省食品安全部の)(Policy Planning and Communication Division)	158		
		高圧殺菌法(sterilization by autoclaving)	12
器具(apparatus)	137	好塩菌(halophile)	10
基準審査課(厚生労働省食品安全部の)(Standards and Evaluation Division)	158	高温菌(thermophile)	8
		高温殺菌法(high temperature pasteurization)	12
キシリトール(xylitol)	123	好気性菌(aerobes)	7, 10
D-キシロース(D-xylose)	123	合成抗菌剤(synthetic antibacterials)	97
寄生虫による食中毒(foodborne diseases caused by parasite)	23, 63, 67	抗生物質(antibiotics)	97
		光線過敏症(photosensitive dermatitis)	17
既存添加物(existing food additive)	113	鉤虫(hookworm)	74
揮発性塩基窒素(volatile basic nitrogen：VBN)	8	鉤虫症(anchylostomiasis)	74
魚肉発酵食品(fermented fish meat)	42	好冷菌(psychrotrophic bacteria)	8
グアニル酸(guanylic acid)	134	国立医薬品食品衛生研究所(National Institute of Health Sciences)	158
グアヤク脂(guaiac resin/guaiac gum)	127		
クエン酸イソプロピル(isopropyl citrate)	127	国立感染症研究所(National Institute for Infectious Diseases)	158
クサウラベニタケ(*Entoloma rhodopolium*)	79		
クドア食中毒(foodborne disease by *Kudoa septempunctata*)	66	コーデックス委員会(Codex Alimentarius Commission：CAC)	85, 115, 147
クドア・セプテンプンクタータ(*Kudoa septempunctata*)	66	ゴニオトキシン(gonyautoxin：GTX)	78
苦味料(bitter additive)	135	コプラナー PCB(coplanar PCBs)	101
クラビセプス・プルプレア(*Claviceps purpurea*)	92	小麦粉処理剤(flour improving agent)	136
グラム染色(Gram stain)	164	糊料(starch adhesive)	124
グリセリン脂肪酸エステル(glycerin fatty acid ester)	133	コレラ(cholera)	52
グリチルリチン酸二ナトリウム(disodium glycyrrhizinate)	124	コレラ菌(*Vibrio cholerae*)	52
		コレラ毒素(cholera toxin)	52
		コンドロイチン硫酸ナトリウム(chondroitin sulfate	

sodium salt)	134	自動酸化(autoxidation)	15

サ

細菌(bacteria)	4, 164	シトリニン(citrinin)	91
細菌性食中毒(bacterial foodborne diseases)	23, 31	シトレオビリジン(citreoviridin)	91
細菌性食中毒予防の3原則(three strategies for preventing foodborne diseases)	57	ジフェニル(diphenyl：DP)	95, 133
細菌性赤痢(bacterial dysentery)	51	ジブチルヒドロキシトルエン(dibutylhydroxytoluene：BHT)	127
サイクロスポラ・カエタネンシス(*Cyclospora cayetanensis*)	65	シーベルト(sievert：Sv)	99
サイクロスポラ症(cyclosporiasis)	66	脂肪酸ラジカル(fatty acid radical)	15
サキシトキシン(saxitoxin：STX)	78	ジャガイモ(potato, *Solanum tuberosum*)	79
サッカリン(saccharin)	123	収穫後使用農薬(postharvest application pesticide)	95, 132
サッカリンナトリウム(saccharin sodium dihydrate)	123	出血性大腸炎(hemorrhagic colitis)	50
殺菌(sterilization)	143	使用基準(food additive standards)	117, 135
殺菌剤(fungicide)	93, 95	硝酸カリウム(potassium nitrate)	130
殺菌料(disinfectant)	125	硝酸態窒素(nitrate nitrogen)	18
殺虫剤(insecticide)	93, 95	硝酸ナトリウム(sodium nitrate)	130
砂糖漬け法(food preservation in sugar)	11	消毒剤(disinfectant)	93
サポウイルス(*Sapovirus*)	60	消費期限(use-by dates)	13
サルコシスティス・フェアリー(*Sarcocystis fayeri*)	66	消費者基本法(Basic Consumer Act)	160
サルモネラ(*Salmonella*)	32	消費者庁(Consumer Affairs Agency)	160
酸化(oxidation)	15	賞味期限(expiration date)	13
酸価(acid value：AV)	16	初期腐敗(initial putrefuction)	8
酸化還元電位(redox potential)	10	食餌性ボツリヌス症(foodborne botulism)	42
酸化防止剤(antioxidant)	17	食中毒(foodborne diseases)	5, 22
酸化防止剤(antioxidant)	125	食中毒事件票(foodborne disease incident card)	23
酸素(oxygen)	10	食中毒統計(statistics of foodborne disease)	25
暫定規制値(放射性物質による)(provisional standards [depends on the radioactivity])	100	食肉衛生検査所(meat inspection center)	160
酸敗(souring)	7, 15	食品安全委員会(food safety commission)	115, 149, 158
酸味料(acidifier)	135	食品安全基本法(Food Safety Basic Act)	2, 146, 157, 171
残留農薬基準(pesticide residue standard)	94	食品安全部(厚生労働省の)(Department of Food Safety)	158
次亜塩素酸ナトリウム(sodium hypochlorite)	125	食品衛生監視員(food sanitation inspector)	147, 156, 159
ジアルジア(ランブル鞭毛虫)(*Giardia lamblia*)	65	食品衛生管理者(food sanitation supervisor)	156
ジアルジア症(lambliasis, giardiasis)	65	食品衛生責任者(food hygiene manager)	157
2,3,7,8-四塩化ジベンゾ-パラ-ジオキシン(2,3,7,8-tetrachlorodibenzo-p-dioxin：TCDD)	101	食品衛生法(Food Sanitation Act)	2, 22, 113, 154, 167
志賀菌(*Shigella dysenteriae*)	50, 51	食品衛生法施行令(Order for Enforcement of the Food Sanitation Act)	171
シガテラ(ciguatera)	77	食品添加物(food additive)	13, 113
シガトキシン(ciguatoxin)	77	食品添加物公定書(Japanese Standards of Food Additives)	117
志賀毒素(Shiga toxin)	50, 51	食品等輸入届書(import notification form on foods)	147
シクロクロロチン(cyclochlorotine)	91	食品表示基準(Food Labeling Standards)	150
資源の有効な利用の促進に関する法律(リサイクル法)(Act on the Promotion of Effective Utilization of Resources)	142	食品表示法(Food Labeling Act)	118
自己消化(self digestion/autolysis)	7	食品保健行政(administration of food safety)	158
死者数(number of deaths)	29	植物性自然毒食中毒(foodborne disease by plant toxin)	23, 79
シスト(cyst)	63	食物連鎖(food chain)	99, 103
自然毒食中毒(foodborne diseases by natural poison)	23, 75	食用黄色(food yellow)	128
指定添加物(specified food additive)	113	食用青色(food blue)	128
		食用赤色(food red)	128
		食用緑色(food green)	128

除草剤(herbicide)	93		旋毛虫(*Trichinella spiralis*)	71
ショ糖脂肪酸エステル(sucrose fatty acid ester)	134		旋毛虫症(trichinellosis)	71
シリコン樹脂(silicone)	140		総合衛生管理製造過程承認制度(approval system of comprehensive sanitation management and production process)	85
飼料添加物(feed additives)	97			
飼料の安全性の確保及び品質の改善に関する法律(Act on Safety Assurance and Quality Improvement of Feeds)	97			
			増粘剤(thickener)	124
シロタマゴテングタケ(*Amanita verna*)	79		ソラニン(solanine)	79
真菌(fungus)	4, 164		D-ソルビトール(D-sorbitol)	123
真空包装(vacuum packing)	12		ソルビン酸(sorbic acid)	132
神経毒(neurotoxin)	41		ソルビン酸カリウム(potassium sorbate)	132
人工甘味料(artificial sweetener)	122		**タ**	
人工着色料(artificial coloring agent)	128		耐塩菌(halotolerant microorganisms)	10
人獣共通感染症(zoonosis)	53		ダイオキシン(dioxin)	101
浸透圧(osmolarity)	10		大腸菌(*Escherichia coli*)	6, 37
水銀(mercury)	106		大腸菌群(coliforms)	6
スイセン(*Narcissus* spp.)	79		耐熱性エンテロトキシン(heat-stable enterotoxin：ST)	49
水分活性(water activity：Aw)	9		耐熱性溶血毒(腸炎ビブリオの)(*Vibrio parahaemolyt≡icus*-thermostable direct hemolysin：Vp-TDH)	47
水様性下痢(watery diarrhea)	36			
スクラロース(sucralose)	122		大複殖門条虫症(Diplogonoporiosis／infectious disease with *Diplogonoporus grandis*)	69
スズ(tin)	107			
ステビア抽出物(*Stevia rebaudiana* extract)	124		耐容一日摂取量(tolerable daily intake：TDI)	102
ステビオシド(stevioside)	124		大量調理施設衛生管理マニュアル(manual of sanitation management in mass cooking facility)	85
ステリグマトシスチン(sterigmatocystin)	90			
ステンレス(stainless)	139		多環芳香族炭化水素(polycyclic aromatic hydrocarbons：PAHs)	20
ストロンチウム-90(strontium-90：^{90}Sr)	99			
ゼアラレノン(zearalenone)	92		脱アミノ反応(deamination)	7
生活衛生課(地方自治体の)(Public Health and Sanitation Division)	159		脱水法(dehydration)	11
			脱炭酸反応(decarboxylation)	8
生菌数(viable count)	5, 8		タール系色素(tar color)	128
青酸配糖体(cyanogenic glycoside)	79		炭疽(anthrax)	54
生体内毒素型食中毒(intravital intoxication)	44		炭疽菌(*Bacillus anthracis*)	54
生体内毒素型食中毒菌(intravital intoxication bactera)	32		チアベンダゾール(thiabentazole：TBZ)	95, 133
生物濃縮(biological concentration)	99, 103		チェルノブイリ原子力発電所の事故(Chernobyl nuclear power station accident)	101
成分規格(component standard)	117			
世界貿易機関(World Trade Organization：WTO)	115, 148		チオバルビツール酸価(thiobarbiturate value：TBA)	16
			地下水汚染(groundwater pollution)	96
世界保健機関(World Health Organization：WHO)	108		チフス菌(*Salmonella* Typhi)	53
赤痢アメーバ(*Entamoeba histolytica*)	63		着色料(coloring agent)	127
赤痢アメーバ症(amebiasis caused by *Entamoeba histolytica*)	64		中温菌(mesophile)	8
			中間型食中毒(intermediate foodborne disease)	44
赤痢菌(*Shigella*)	51		腸炎ビブリオ(*Vibrio parahaemolyticus*)	46
セシウム(cesium, Cs)	99		腸管凝集付着性大腸菌(enteroaggregative *Escherichia coli*：EAggEC)	49
セラミック(ceramic)	139			
セレウス菌(*Bacillus cereus*)	46		腸管出血性大腸菌(enterohemorrhagic *Escherichia coli*：EHEC)	49
セロファン(cellophane)	140			
洗浄(irrigation)	142		腸管侵入性大腸菌(enteroinvasive *Escherichia coli*：EIEC)	37
蠕虫類(helminth)	67			
蠕虫類による食中毒(foodborne diseases caused by helminth)	23, 67		腸管毒素原性大腸菌(enterotoxigenic *Escherichia coli*：ETEC)	49
			腸管粘膜上皮細胞(intestinal epithelial cell)	36
旋尾線虫症(larval spiruriniasis)	69		腸管病原性大腸菌(enteropathogenic *Escherichia coli*：	

EPEC)	37
腸球菌(Enterococcus)	7
腸チフス(typhoid fever)	53
調味料(seasoning)	134
チルド(chilled)	11
通性菌(facultative anaerobes)	7, 10
通性嫌気性菌→通性菌	
ツキヨタケ(*Omphalotus guepiniformis*)	79
低温菌(psychrophile)	8
低温殺菌法(low temperature pasteurization)	12
定着因子(colonization factor)	36, 49
ディノフィシストキシン(dinophysistoxin)	78
低沸点有機ハロゲン化合物(volatile organohalide)	96
鉄クロロフィリンナトリウム(sodium ironchlorophyllin)	129
テトラクロロエチレン(tetrachloroethylene)	97
テトラミン(tetramine)	78
テトロドトキシン(tetrodotoxin:TTX)	75
デヒドロ酢酸ナトリウム(dehydroacetic acid sodium salt)	132
添加物(food additive)	113
電磁波(electromagnetic wave)	12
天然香料(natural flavoring agents)	113
天然由来甘味料(natural sweetener)	122
陶磁器(pottery and porcelain)	139
動物性自然毒食中毒(foodborne diseases by animal toxin)	23, 75
動物用医薬品(veterinary drug)	98
トキソプラズマ・ゴンディ(*Toxoplasma gondii*)	66
毒キノコ(poisonous mushroom)	79
毒性試験(toxicity test)	116
毒性等価換算濃度(toxic equivalents, toxicity equivalency quantity:TEQ)	102
毒素型食中毒(foodborne diseases caused by bacterial toxins)	40
ドクツルタケ(*Amanita virosa*)	79
特定化学物質(specific chemical substance)	103
特定危険部位(specified risk material:SRM)	63
特定給食施設(specified food service facilities)	85
dl-α-トコフェロール類(dl-α-tocopherols)	127
ドライアイスセンセーション(dry-ice sensation)	77
トランス型不飽和脂肪酸(トランス脂肪酸)(trans-unsaturated fatty acids(trans fat))	19
トリカブト(*Aconitum*)	79
1,1,1-トリクロロエタン(1,1,1-trichloroethane)	97
トリクロロエチレン(trichloroethylene)	96
トリコテセン系毒素(trichothecenes mycotoxins)	91
トリハロメタン(trihalomethane)	96
トリヒナ症(trichinellosis)	71
トリフェニルスズ(triphenyltin compound:TPT)	108
トリブチルスズ(tributyltin compound:TBT)	108
トリメチルアミン(trimethylamine)	8

ナ

内分泌かく乱化学物質(endocrine disrupting chemicals)	108
ナグビブリオ(*Vibrio cholerae* non-O1, NAG vibrio:non-agglutinable vibrio)	48
鉛(lead)	108
ニセクロハツ(*Russula subnigricans*)	80
N-ニトロソアミン(N-nitrosamine)	18
ニバレノール(nivalenol)	91
乳及び乳製品の成分規格等に関する省令(乳等省令)(Ministerial Ordinance Concerning Compositional Standards, etc. for Milk and Milk Products)	158
乳化剤(emulsifier)	133
乳児ボツリヌス症(infant botulism)	41
ネオサキシトキシン(neosaxitoxin:nSTX)	78
ネオスルガトキシン(neosurugatoxin)	78
熱可塑性樹脂(thermoplastic resin)	141
熱硬化性樹脂(thermosetting resin)	141
農薬(agricultural chemicals)	92
ノロウイルス(norovirus)	59

ハ

バイ貝(ivory shell)	78
肺吸虫症(paragonimiasis)	72
バイケイソウ(*Veratrum album*)	79
パーシャルフリージング(partial freezing)	11
ハスずし(hasuzushi)	42
ハチミツ(honey)	42
麦角アルカロイド(ergot alkaloid)	92
麦角菌(*Claviceps purpurea*)	92
発がん性物質(carcinogen)	19
発色剤(color fixing agent)	129
発生件数(number of incidences)	28
パツリン(patulin)	91
パラオキシ安息香酸エステル類(p-hydroxybenzoic acid fatty acid esters)	132
パラチオン(parathion)	93
パラチフス(paratyphoid fever)	53
パラチフス A 菌(*Salmonella* Paratyphi A)	53
バラムツ(oilfish)	78
パリトキシン(palytoxin)	77
東日本大震災(The Tohoku-Pacific Ocean Earthquake [The Great East Japan Earthquake;The Tohoku Earthquake] disaster)	100
微好気性菌(microaerophilic bacteria)	10
ヒスタミン(histamine)	8, 56
ビスフェノール A(bisphenol A)	109, 141
微生物(microorganism)	4
微生物学(microbiology)	163

微生物による食中毒(microbial foodborne diseases)	23
ヒ素(arsenic)	81, 104
ヒ素ミルク事件(arsenic contamination of milk)	105
ビタミンA過剰症(hypervitaminosis A)	77
ビブリオ・バルニフィカス(Vibrio vulnificus)	48
病因物質別食中毒発生状況(incidence of foodborne diseases with various factors)	26
病原性大腸菌(enteropathogenic Escherichia coli)	37
表示基準(food labeling standards)	118
漂白剤(bleaching agent)	130
ピリメタニル(pyrimethanil)	95
ピロ亜硫酸カリウム(potassium pyrosulfite)	130
ピロ亜硫酸ナトリウム(sodium pyrosulfite)	130
品質保持剤(quality sustainer)	135
フェイヤー住肉胞子虫食中毒(foodborne disease by Sarcocystis fayeri)	66
フェオフォルバイド(pheophorbide)	17
福島原子力発電所(Fukushima nuclear power plant)	100
フグ毒(puffer toxin)	75
フザリウム属(Fusarium)	91
フザレノン-X(fusarenon-X)	91
ブチルヒドロキシアニソール(butylhydroxyanisole：BHA)	127
腐敗(putrefaction)	5, 7
不飽和脂肪酸(unsaturated fatty acid)	15
フミン物質(humin)	96
フモニシン(fumonisins)	92
プラスチック(plastic)	140
フラボノイド系着色料(flavonoid coloring agents)	129
プリオン(prion)	62
フルジオキソニル(fludioxonil)	95
ブルセラ(Brucella)	55
プレシオモナス・シゲロイデス(Plesiomonas shigelloides)	40
プロスルガトキシン(prosurugatoxin)	78
プロピレングリコール脂肪酸エステル(propylene glycol fatty acid ester)	134
糞便汚染指標細菌(indicator organisms of fecal pollution)	5
糞便系大腸菌群(fecal coliforms)	6
ベクレル(becquerel：Bq)	99
ヘテロサイクリックアミン(heterocyclic amine：HCA)	20
ペニシリウム・イスランジクム(Penicillium islandicum)	91
ペニシリウム属(Penicillium)	91
ベニテングタケ(Amanita muscarina)	79
ベニバナインゲン(Phaseolus coccineus)	79
変質(degeneration)	7
偏性嫌気性菌→嫌気性菌	
偏性好気性菌→好気性菌	
ベンゾ[a]ピレン(benzo[a]pyren)	20
変敗(deterioration)	7, 15
防カビ剤(fungicide)	132
放射性核種(radioactive nuclide, radionuclide)	99
放射性セシウム(radioactive cesium)	101
放射性物質(radioactive nuclei)	99
放射線照射食品(irradiated foods)	152
防ばい剤→防カビ剤	
保健所(health center)	25, 159
ポジティブリスト制度(positive list system)	92, 114
ポストハーベスト農薬(postharvest application pesticide)	95, 132
保蔵(preservation)	1
保存料(preservative)	131
没食子酸プロピル(propyl gallate)	127
ボツリヌス菌(Clostridium botulinun)	40
ボツリヌス毒素(botulinum toxin)	41
ポリエチレン(polyethylene)	140
ポリエチレンテレフタレート(polyethylene terephthalate)	140
ポリエチレンフタレート(polyethylene phthalate)	139
ポリ塩化ジベンゾ-パラ-ジオキシン(polychlorinated dibenzo-p-dioxin：PCDD)	101
ポリ塩化ジベンゾフラン(polychlorinated dibenzofuran：PCDF)	101
ポリ塩化ビニリデン(polyvinylidene chloride)	140
ポリ塩化ビフェニル(polychlorinated biphenyl：PCB)	103
ポリスチレン(polystyrene)	140
ポルフィリン系着色料(porphyrin coloring agents)	129
ホルムアルデヒド(formaldehyde)	81

マ

マイコトキシン(mycotoxin)	89
マウス単位(mouse unit：MU)	76
マスターテーブル法(master table)	82
麻痺性貝毒(paralytic shellfish poison：PSP)	78
マラチオン(malathion)	93
マンソン裂頭条虫(Spirometra erinacei)	72
マンソン裂頭条虫症(sparganosis mansoni)	72
水俣病(Minamata disease)	106
ムスカリン(muscarine)	79
無毒性量(no observed adverse effect level：NOAEL)	116
メチル水銀(methyl mercury)	106
メラミン樹脂(melamine resin)	140

ヤ

有害化学物質(hazardous chemical, toxic chemical substance)	81, 89
有害金属(harmful metal)	104
有機塩素剤(organochlorine pesticide)	93
有機水銀剤(organomercury pesticide)	94
有機フッ素剤(organofluoride pesticide)	94
有棘顎口虫(Gnathostoma spinigerum)	70
有機リン剤(organophosphorus pesticide)	93

有鉤条虫(*Taenia solium*)	73
有鉤条虫症(intestinal taeniasis solium)	73
油症(Yusho)	104
輸入食品(imported food)	145
容器包装(containers and packaging)	137
溶血性尿毒症症候群(hemolytic uremic syndrome：HUS)	50
ヨウ素−131(iodine−131：^{131}I)	99
ヨウ素価(iodine value)	17
横川吸虫(*Metagonimus yokogawai*)	70
横川吸虫症(metagonimiasis)	70

ラ

ランブル鞭毛虫→ジアルジア

リサイクル法→資源の有効な利用の促進に関する法律	
リスクアナリシス(リスク分析)(risk analysis)	160
リステリア症(lysteriosis)	54
リステリア・モノサイトゲネス(*Listeria monocytogenes*)	54
旅行者下痢症(traveler diarrhea)	39
ルテオスカイリン(luteoskyrin)	91
冷蔵(cold storage)	11
冷凍(freezing)	11
レトルト殺菌法(retort processing)	12
レトルトパウチ食品(retortable pouched food)	12

ワ

ワックスエステル(wax ester)	78

編者紹介

植木　幸英
　1975年　徳島大学医学部栄養学科卒業
　1980年　徳島大学大学院栄養学研究科博士課程修了
　現　在　聖徳大学 名誉教授

野村　秀一
　1985年　徳島大学大学院栄養学研究科博士課程修了
　現　在　長崎国際大学健康管理学部健康栄養学科 教授

NDC 498　　191 p　　26 cm

栄養科学シリーズNEXT

食べ物と健康，食品と衛生　食品衛生学　第4版

2016年9月6日　第1刷発行
2023年8月22日　第12刷発行

編　者	植木幸英・野村秀一
発行者	髙橋明男
発行所	株式会社　講談社
	〒112-8001　東京都文京区音羽2-12-21
	販　売　(03)5395-4415
	業　務　(03)5395-3615
編　集	株式会社　講談社サイエンティフィク
	代表　堀越俊一
	〒162-0825　東京都新宿区神楽坂2-14　ノービィビル
	編　集　(03)3235-3701
本文データ制作 カバー印刷	株式会社双文社印刷
本文・表紙印刷 製本	株式会社KPSプロダクツ

落丁本・乱丁本は，購入書店名を明記のうえ，講談社業務宛にお送りください．送料小社負担にてお取り替えします．なお，この本の内容についてのお問い合わせは講談社サイエンティフィク宛にお願いいたします．
定価はカバーに表示してあります．

© Y. Ueki and S. Nomura, 2016

本書のコピー，スキャン，デジタル化等の無断複製は著作権法上での例外を除き禁じられています．本書を代行業者等の第三者に依頼してスキャンやデジタル化することはたとえ個人や家庭内の利用でも著作権法違反です．

[JCOPY]〈(社)出版者著作権管理機構委託出版物〉
複写される場合は，その都度事前に(社)出版者著作権管理機構（電話 03-5244-5088，FAX 03-5244-5089，e-mail : info@jcopy.or.jp）の許諾を得てください．
Printed in Japan

ISBN978-4-06-155389-7